薬に頼らず ぜんそく・セキが止まるすごい方法

川井筋系帯療法治療センター院長
川井太郎

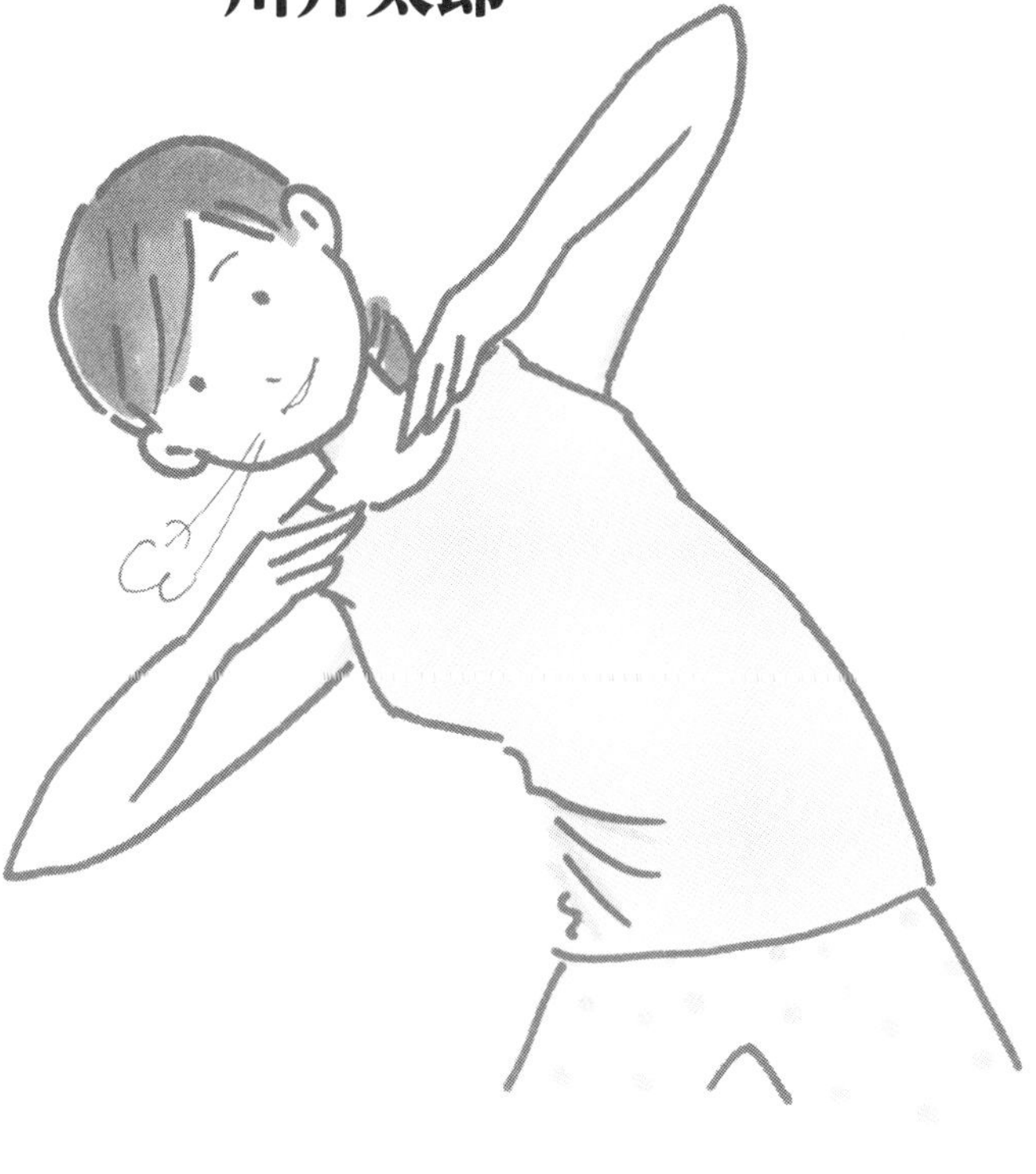

わかさ出版

はじめに

ゲホッ、ゲホッ、ゲホッ……セキがいつまでも止まらない。深く呼吸をすることもできない。息苦しくて夜中にぐっすり眠ることさえできない。こうしたぜんそくのつらい症状に悩んでいる人が、子供から大人まで全世代に増えています。

また、風邪が治って熱や鼻水も引いたのに、セキだけが続くセキぜんそくも中高年に急増しており、日本人全体にぜんそく体質が蔓延しているといっていい状態です。

ぜんそくやセキぜんそくの患者さんたちから話を聞くと、「薬でなんとかしのいでいるけど、いつ発作が起こるか心配」「ぜんそく治療を続けているが、改善している実感がない」「そもそも、ぜんそくがよくなる日は本当にくるのだろうか？」――このように不安を訴える声が大半を占めます。

そして、患者さんたちの願いはただ一つ、「薬のいらない元気な体を取り戻したい！」、これだけです。しかし、セキや息苦しさを薬でようやく抑えているのに、ぜんそく体質を改善して呼吸をらくにする方法など薬以外にあるのでしょうか？

実は、あります。

これまで20年以上にわたって数万人の患者さんを見てきた私は、治療経験の中からぜんそくを改善する手がかりを得ましたが、それと同じことをすでに約２３００年前（紀元前4世紀）の古代ギリシャで、医学の父・ヒポクラテスが発見し、著書の中で述べていたのです。

ぜんそく体質を改善する方法は、とてもシンプルです。誰にでもできて、難しいことは一つもありません。それでも、実践した多くの人から「呼吸がらくになり、薬の服用量も減った」と喜ばれています。

この本では、その方法をできるだけわかりやすく説明します。ぜひ、みなさんも実践し、元気な生活を取り戻してください。

川井筋系帯療法治療センター
院長　川井　太郎

第1章

ぜんそくは 治せる病気? 治せない病気?

ぜんそくの患者さんがジワジワ増えている

この本を手に取ったみなさんは、日ごろからセキや息苦さに悩まされ、「なぜ、自分だけがこれほど過酷な目にあうのだろう……」と憂鬱な気持ちで日々を過ごされているのではないでしょうか。いつまでも止まらないセキ、夜中に突然襲ってくる息苦しさ、熟睡できないストレスなど、そのつらさはぜんそくで苦しんでいる本人にしかわかりません。

今、日本ではぜんそくで悩んでいる人が年々増加しています。厚生労働省が２０１５年に行った調査によれば、ぜんそくの治療を受けている患者数は約１２０万人です。治療をしていない人も含めれば、潜在的な患者数は少なくとも４５０万人以上と推測されています。

ぜんそく患者の人口対比でいえば、成人の場合でも３～４％を占めています（未成年の人口対比は約７％）。つまり、成人の20～30人に１人はぜんそくで悩んでいることになり、この割合からすれば、ぜんそくはとても身近な病気で、いつ誰が発病しても不思議ではありません。実際に、成人になってからぜんそくを発病する人は、過去30年間で3倍に増えたというデータもあり、職場や通勤時の電車内、飲食店などで周囲を見渡せば、「コホン、コホン」「ゲホッ、ゲホッ」と立てつづけにセキ込んでいる人をよく見かけます。

ぜんそくの患者数は想像以上に多く、1人1人がそのつらさを抱え込みながら生活しています。治療が何十年も続いていることで回復を半ばあきらめている人、仕事を続けられなくなり退職を余儀なくされた人、ぜんそくによるストレスでウツに陥った人など、大変な思いをされている患者さんたちを私自身も身近におおぜい見てきました。

一般的に、ぜんそくは、治りにくい病気と考えられています。しかし、ぜんそくの発病にいたるプロセスをもう一度見直してみれば、意外な原因と解決方法が見えてきます。そうしたぜんそく治療の盲点をいっしょに考えながら、みなさんが自分で取り組めるぜんそくの改善法を紹介していくのが、この本なのです。

ぜんそくの症状と治療はモグラたたき

ぜんそくは、けっして治せない病気ではありません。これは断言します。しかし、長年、治療を続けてきたのに、症状が改善しない人が多いことも事実です。

それはぜんそくを発病する原因がいくつかあり、その対処法も人によって違っていいはずなのに、患者さんたちは一律に同じような治療を受けて、それ以外の発症原因を放置していることが、症状の改善しない主な理由として考えられます。

ぜんそくに限ったことではありませんが、現在、病院で行われている病気の主な治療は、症状を抑えることを目的とした対症療法であり、まるでモグラたたきのようなものだといえます。

セキや呼吸困難が続けば、ぜんそくの薬が処方されて、その効果が続く間は症状が緩和されます。しかし、薬の効果が切れれば、再びモグラ（セキや呼吸困難などの症状）が顔を出すばかりか、別の穴からも鼻炎や頭痛、肩こりといったモグラが次々と顔を出してくるのです。つまり、**ぜんそくの患者さんが受けている治療の多くは、顔を出したモグラを一時的に追い払っているにすぎない**ともいえるのです。

では、モグラたたきの電源を元からオフにする方法はないのでしょうか？

私は、20年以上にわたって川井筋系帯療法という手技療法（整体治療）を行う治療センターを運営しています。この手技療法は「体（骨格）のゆがみ」を適切な状態に整えて、人間本来の身体機能を発揮できるようにして、頭痛や肩こり、首痛、腰痛、慢性疲労など、さまざまな身体不調を改善に導いていく治療法です。これらの症状を訴える患者さんの中には、ぜんそくを併発している人が数多くいます。

一見、これらの症状とぜんそくは病気のタイプが違い、症状に関連性もないように思えます。しかし、これまでに延べ数万人の患者さんを見てきた結果、**ぜんそくを抱えている人の大半に「体のゆがみ」があり、筋肉や関節の痛みなどの不快症状も併発している**のですから、それらにはなんらかの関係があると推測できます。

先ほどのモグラたたきの例でいえば、穴の下の見えないところでモグラが顔を出す配線がつながっていると考えられるのです。

もっとも、患者さん本人にしてみれば、ぜんそくとほかの症状がつながっているなどとは思いもよらないことでしょう。患者さんができるのは、処方された薬をお医者さんの指示にしたがって吸引することに限られますが、それだけでは今ある症状を一時的に抑えられても、ぜんそく体質を根本的に改善できるほどの効果を得られないのが、ぜんそく治療の現実です。

患者さんは現状に不安と不満を感じている

私の治療センターには、頭痛や肩こり、首痛、腰痛、慢性疲労のほか、アトピー性皮膚炎やぜんそくなど、実にさまざまな症状を訴える患者さんが訪れます。その中でも、ぜんそくに悩んでいる人の年齢層は、子供から中高年まで幅広く、ぜんそく歴数十年というベテランの人や親子でぜんそくのケースも珍しくありません。そして患者さんたちが口々にいうのは、将来、本当に治る見込みがあるのだろうかという不安です。

「何年もぜんそく治療を続けているのに、発作が相変わらず続いている」

「薬を吸入しても発作が治まらなかったので、もっと強い薬をすすめられた」

また、発作の不安が片時も頭から離れないと話す人もいて、その人たちが抱えているストレスや苦労は察するに余りあります。

「いつ発作が起こるかわからないので、薬を手放せない」

「夜になるとセキが出て、慢性的な睡眠不足で仕事に集中できない」

「呼吸困難になったときは、意識がもうろうとして倒れ込んでしまった」

こうした苦しい経験をくり返す中で、ぜんそくの改善をあきらめている人も少なからずいました。さらに、薬を使いつづけることへの不安を訴える人も多くいます。

「何年も薬を使っているが、このまま増えていくようだと困る」

「薬を使いつづけることの副作用が心配」

そして、今より少しでも呼吸がらくになる方法を知りたい、今より薬の吸入量を減らしたい、薬に頼らずぜんそくを改善したい、そうした切実な訴えを日々聞いてきたのです。その中で、「私の専門知識や治療経験は、当院の患者さん以外にも広くお知らせする必要があり、それによって全国の患者さんたちが救われるのではないか」と思うにいたりました。

対症療法と根本治療の組み合わせが大切

現在、みなさんが受けている薬物治療は、セキや息苦しさなどの症状を一時的に和らげて自然治癒を期待するという対症療法です。ただし、薬物治療はぜんそく体質そのものに働きかけるという根本治療ではありません。

このことは、日本アレルギー学会がまとめている「喘息《ぜんそく》予防・管理ガイドライン」にも示されていて、お医者さんがよく使う「ぜんそくをコントロールする」という言葉からもわかると思います。

ぜんそくを悪化させないためにも薬物治療でセキや息苦しさ抑えることは非常に大切ですが、その症状の発生源となっている**ふだんの呼吸法や生活習慣、体質などを正していかなければ、本当の意味でのぜんそく改善は困難**でしょう。

私が考案したぜんそくの改善法（ぜんそく改善エクササイズ）は、その発症原因に直接働きかけて、ぜんそく体質を根本から変えていく体質改善療法です。私たちの治療センターでは施術のほかに、自宅で行うセルフケアとして患者さんにぜんそく改善エクササイズを指導し、大きな成果を上げています。このエクササイズ（体質改善）と薬物治療（対症療法）の2本立てで対処すれば、ぜんそくの改善に向けて大きく前進できるはずです。

ぜんそく改善エクササイズのやり方については、第3章でくわしく述べますが、その前にぜんそくが発病するしくみやぜんそくのタイプ、主な症状、治療薬の種類とその役割について紹介していきます。

これらを一つずつ掘り下げていくと、ぜんそくの全体像や悪化要因、薬物療法の役割などが浮かび上がってきます。みなさんが薬物治療のほかに取り組むべきセルフケアを考えるうえでも、まずはぜんそくの全体像について知っておきましょう。

気道の慢性炎症によって引き起こされる病気

ぜんそくの主症状は、突然の激しいセキ込みとともに、ヒューヒュー、ゼーゼーという息づかい（喘鳴《ぜんめい》という）があることです。

さらに、息を吐きにくかったり、就寝時に胸が苦しくなったり、寝ているより座っているほうが呼吸しやすかったりするほか、粘りけのあるタンがなかなか吐き出せないのも特徴です。

ちょっと難しくなりますが、日本アレルギー学会が作成した「喘息予防・管理ガイドライン」によれば、「ぜんそくとは慢性的な気道の炎症が基本病態である」と定義されています。つまり、気道に生じている慢性的な炎症によってセキ込みや呼吸困難などの症状が引き起こされるのです。

気道のしくみ

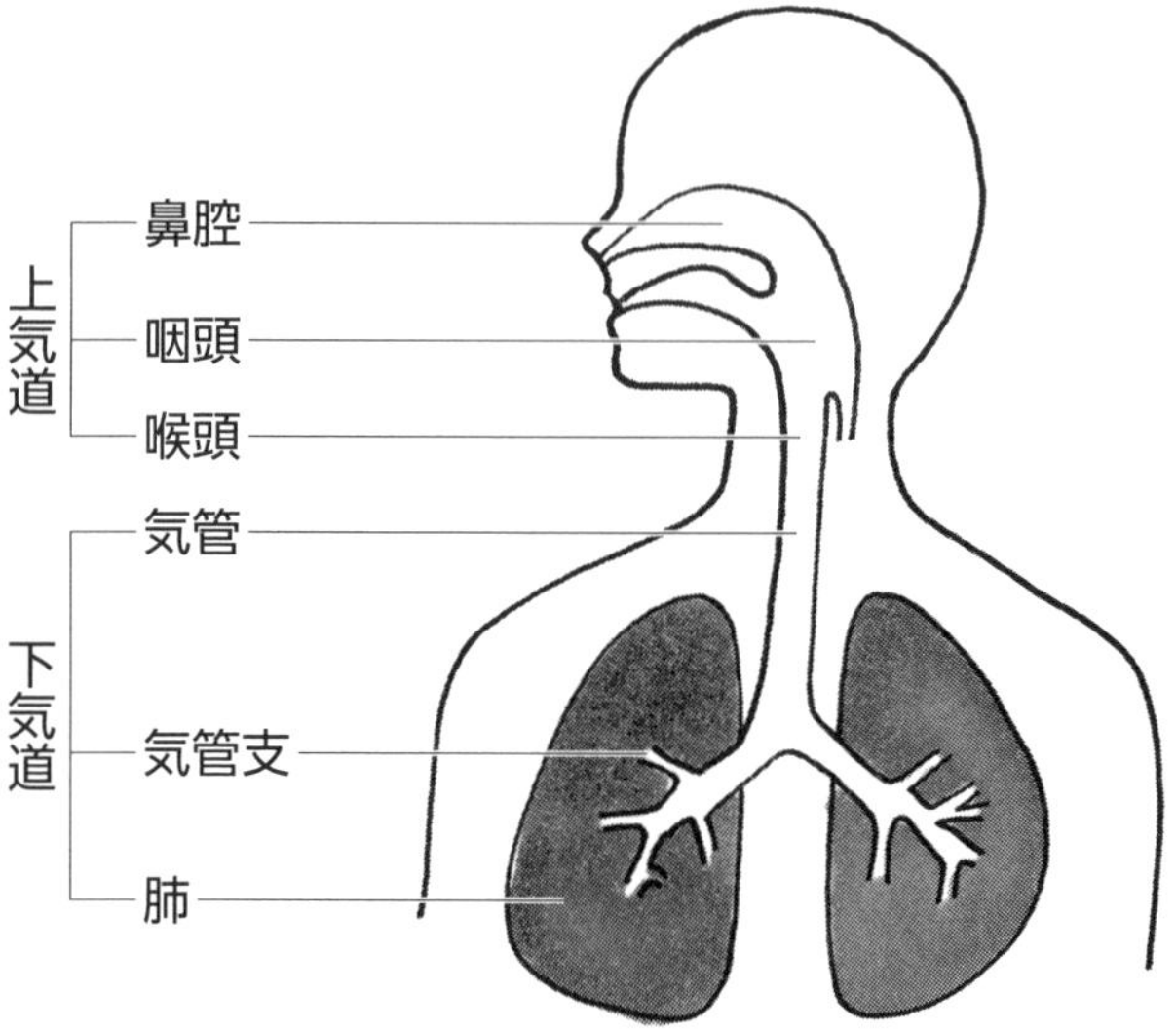

ここでいう気道とは、鼻や口から吸いこんだ空気を肺まで送る空気の通り道のこと。気道は上気道と下気

道に分かれ、鼻から咽頭《いんとう》（のど）までが上気道、気管から肺までが下気道で、一本の細長い管になっています。咽頭から肺までは気管でつながり、肺の中には気管からさらに枝分かれした気管支が広がっています。

特にぜんそくの人は、気管支の内側が炎症を起こして狭くなっています。呼吸するたびにヒューヒュー、ゼーゼーと鳴る音は、狭くなった気管支を空気が無理やり通ることで起こる空気の摩擦音なのです。このように気管支の炎症がセキや呼吸困難を招いていることから、ぜんそくを正式には「気管支ぜんそく」といいます。

炎症のある気道は通常の100倍も過敏

先ほどから何度も出てきた「炎症」という言葉。よく聞くわりには具体的にイメージしにくいかもしれません。

では、炎症が起こった気道はどのような状態になっているのかといえば、熱がこもる（熱感）、充血しているように見える（発赤）、痛みやかゆみが生じる（疼痛《とうつう》）、患部が腫《は》れあがる（腫脹《しゅちょう》）などの症状が現れます。

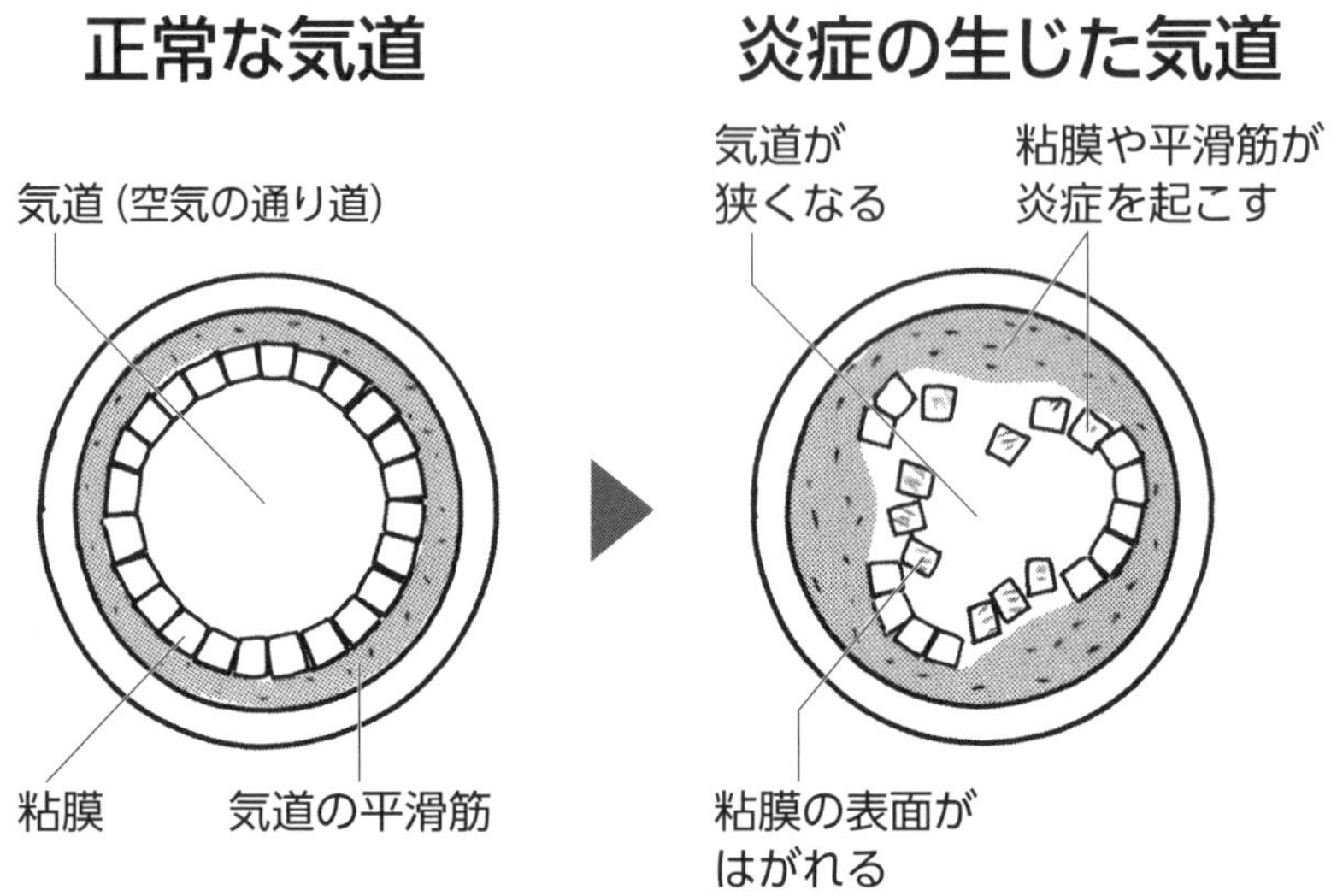

風邪を引いてのどが赤くなったり、ケガをして患部が腫れたりするのが、よく知られている炎症反応ですが、風邪やケガのように一時的ではなく、いつまでも延々と続くのが慢性炎症です。この慢性炎症が気道に生じることで、ぜんそくの土台ができあがってしまうのです。

気道に慢性的な炎症が生じると、気道の内側を覆う粘膜はむくんで腫れあがり、粘膜の表面はポロポロとはがれやすくなります。

炎症が生じた気道の粘膜は、私たちの肌や歯茎に置き換えれば、「日焼けし過ぎてまっ赤になり、ヒリヒリした状態」とか、「虫歯に冷たい水がしみてキーンと痛みが出る状態」にもたとえられます。それが気管支などで起これば、呼吸に深刻な支障が出るのはいうまでもありません。

炎症を起こした気道は、日常のささいな刺激にも敏感に反応してセキなどを引き起こします。ぜんそくの人の気道は、健康な人の１００倍も過敏になっていることから、**ぜんそくは「慢性的な炎症によって生じた気道の過敏症」**ともいえるのです。

発作が起こるたびに気道は狭くなっていく

次は、発作が起こるしくみです。気道の慢性的な炎症でぜんそくの下地ができてしまうと、わずかな刺激でも発作が起こります。発作時には気管支がけいれんを起こして収縮し、粘膜がますます腫れあがって気道を狭めてしまうのです。

さらに、気管支の中では次々とタンがわき出てきて、気道をふさぎます。タンは気道の粘膜の中にある分泌腺《ぶんぴつせん》からわき出し、水分のほかに粘りけの強い成分が含まれているため、過剰に分泌されると栓《せん》をしたように気道がふさがれて、呼吸しにくくなるのです。タンの分泌量が多い場合は、枝分かれした気管支の形のまま、タンが取り出されることもあるそうです。

ぜんそくは最悪の場合、死にいたるケースもあります。薬物治療が普及している現在は、以前に比べれば死亡者数は減っているものの、それでも**年間に2000人近くがぜんそくで命を落としているため、薬物治療でぜんそくをコントロールすることは必要**なのです。

ぜんそく発作のレベルは、ヒューヒュー、ゼーゼーという喘鳴だけで息苦しさはない軽症のものから、動くことさえできなくなる大発作まで次の4段階があります。

①**喘鳴／息苦しい**……喘鳴は聞こえるが、セキやタンはほとんどなく、運動すると息苦しさを感じる程度。

②**小発作**……セキや喘鳴が続き、ふだんから多少息苦しさを感じるが、夜は眠れる。

③**中発作**……セキや喘鳴やひどくなり、かろうじて立っていられる状態。呼吸が苦しくて横になって寝ることができず、座ったほうがらくになる。

④**大発作**……激しいセキ込みや息苦しさで身動きが取れず、会話も困難な状態。上

体を起こして前かがみにならないと呼吸ができない。

こうした発作は、自然に治まることもあれば、薬を使わないと鎮まらないこともあります。とはいえ、治まってしまえば、まずはひと安心――こう思いたいところですが、発作が起こらなくても、ぜんそくの人の気道では慢性的な炎症が続いているため、薬で炎症を抑えなければいけません。

というのも、炎症によってはがれた気道の粘膜は、時間とともに修復されていきますが、粘膜がはがれたり修復したりを何度もくり返していくうちに、だんだん固くぶ厚くなり、表面がデコボコしてきます。こうなると気道はさらに狭くなり、ますます過敏になって気道も狭くなるので、発作がないときに長期管理薬（吸入ステロイドなど）で気道の炎症を抑えようとするのが、病院で行われる一般的なぜんそく治療なのです。

ぜんそくは気道で起こるアレルギー反応!?

そもそも気道の炎症がなぜ起こるのかについて、現在の医学ではすべてが解明されているわけではありません。ただし、以前から、アレルギーやウイルス感染が原因の一つであるとされてきました。

そこで、アレルギーのしくみについても整理しておきましょう。

私たちの体には、ウイルスや細菌などの外敵に対抗するために「免疫」というシステムが備わっており、免疫の中心となって働くのが、血液中の白血球です。有害な異物が体内に侵入すると、白血球はそれを敵と認識して退治します。同時に、同じ敵が次に侵入してくるのに備えて、抗体という攻撃用の物質を作ります。一度、抗体を作ってしまえば、それ以降はいつウイルスや細菌などが侵入してきても素早く応戦できます。これが免疫の基本的なしくみです。

免疫反応とアレルギー反応

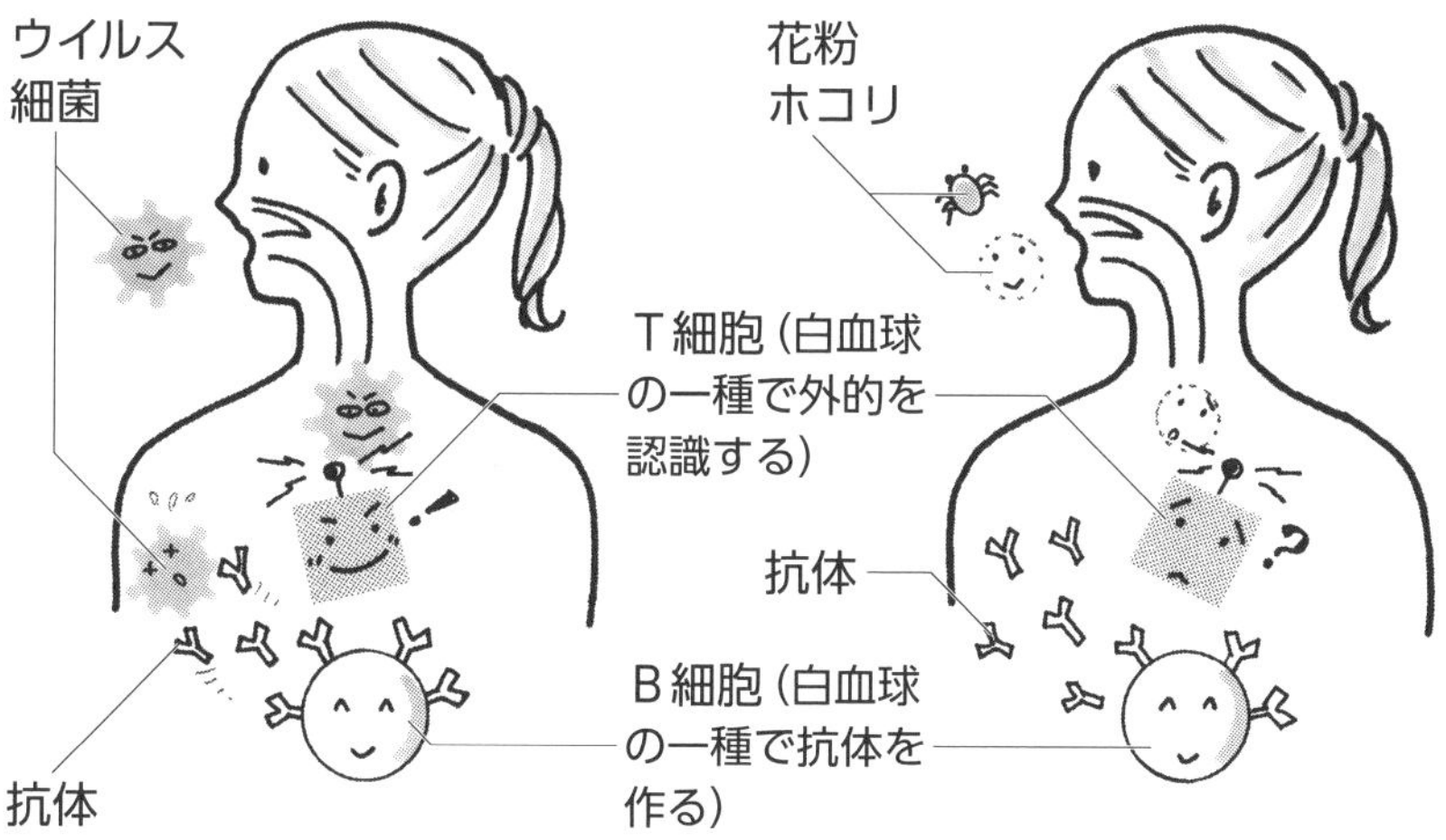

ところが、免疫が過剰に働くと、本来は無害である花粉やホコリなども敵と認識して抗体を作ってしまいます。すると、花粉やホコリを吸い込むたびに、これらを攻撃するために抗体が作られ、同時に炎症を引き起こしてしまうのです。

こうした免疫の過剰反応を「アレルギー反応」といい、アレルギー反応の起こる場所が、気道であればぜんそくに、皮膚であればアトピー性皮膚炎に、鼻であればアレルギー性鼻炎になります。

アレルギー体質の人は、花粉やホコリなどアレルギーの原因になる物質（アレルゲン）が体内に入ると、それを排除するために免疫のシステムが作動し、その一環として気道が収縮したり、洗い流そうとして粘液を大量に分泌したりするので、息苦しさやセキ、タンといったぜんそくの症状が現れるのです。

アレルギー体質ではない人もぜんそくになる！

ぜんそくは、「アトピー型」と「非アトピー型」の二つのタイプに分けられ、**アレルギー体質ではない人がぜんそくになることも珍しくありません。**特に非アトピー型の割合は、成人のほうが高くなります。

●アトピー型

特定のアレルゲン（アレルギーの原因物質）の侵入が、ぜんそくのきっかけになるタイプです。アレルゲンになるのは、主にダニやホコリ、花粉などの口や鼻から侵入してくる物質です。

ぜんそくの人の多くがアトピー型といわれ、成人で60％、子供で90％がこのタイプに当てはまると考えられています。

●非アトピー型

特定のアレルゲンを持たないのに、ぜんそくが起こるタイプです。特定のアレルゲンに反応することはなくても、慢性的に気道が炎症を起こしているため、風邪などのウイルス感染をきっかけに、免疫のシステムが過剰に働いて発作を起こします。大人になってから発病するぜんそくは、アレルゲンがない（特定できない）非アトピー型が多いのも特徴です。

季節や時間帯、感情など発作の要因はさまざま

ぜんそくの人は、気道が慢性的な炎症を起こして過敏になっているため、ごくささいな刺激や環境の変化にも反応して発作を起こします。具体的には、季節の変わりめ、温度や湿度の変化、時間帯、タバコや香水、排気ガス、住環境の変化、不安や不満などのストレス、大笑いや激しい怒りなどの喜怒哀楽……さらに意外な要因も関係しています。

人類がぜんそくに悩んできた歴史は大変古く、ぜんそくに関する記述は古代ギリシヤの文献にもたびたび登場します。最も古い記述は、紀元前8世紀にホメーロスが記した抒情詩『イーリアス』に見られます。

そして紀元前4世紀になると、興味深いことに古代ギリシャの医師であるヒポクラテスが、「ぜんそくは、仕立て屋、漁師、金細工師などに多い」と記載しているのです。ヒポクラテスは、迷信や呪術と結びつきの強かった医学に、科学の視線を持ち込んだことで知られ、医学の父、または医学の祖とも称されています。

なぜ、これらの職業にぜんそくが多いのでしょうか？　みなさんも不思議に思われるかもしれませんが、それについては次の章で説明します。さらにヒポクラテスは、ぜんそくには気候や遺伝が関与

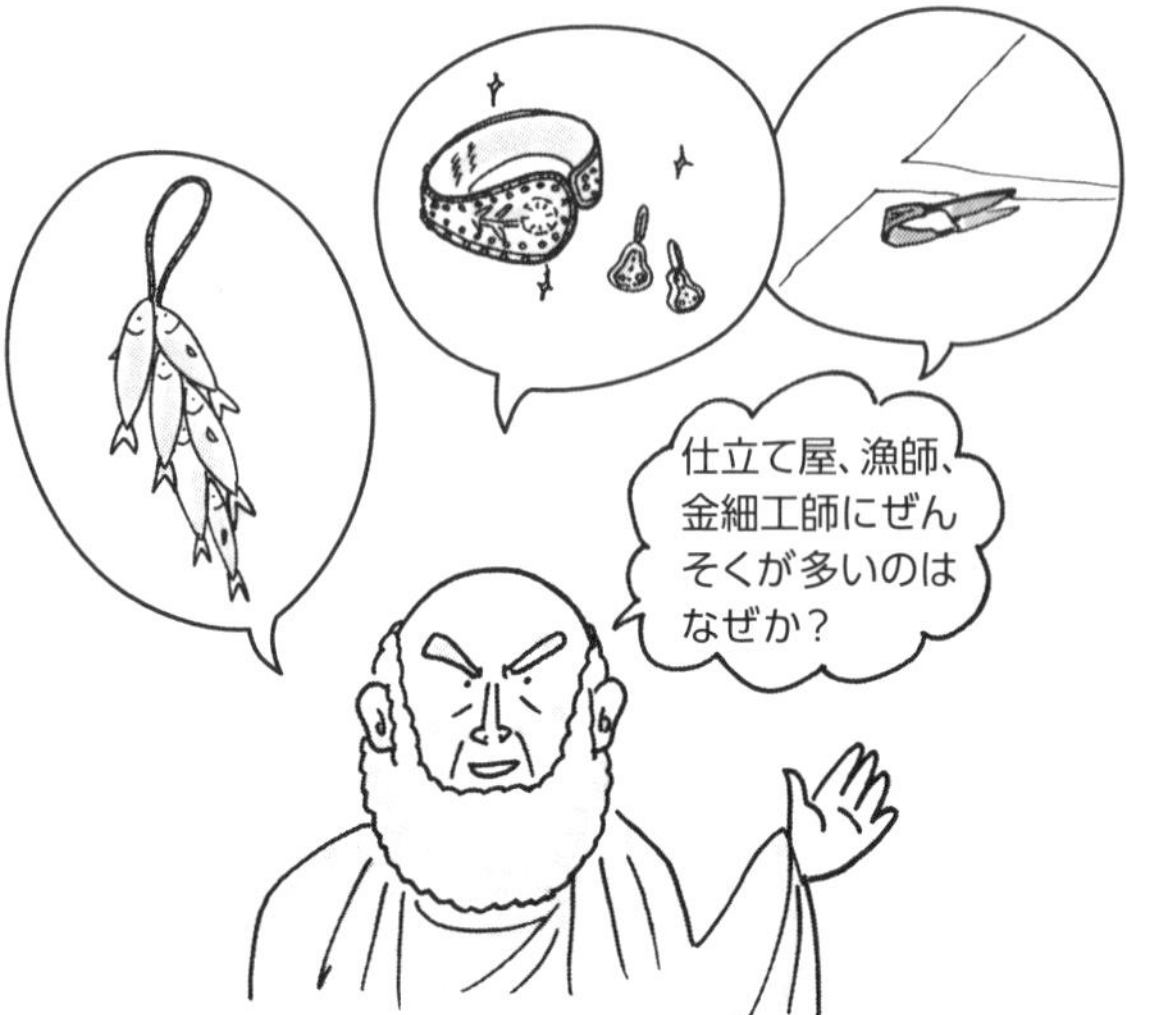
仕立て屋、漁師、金細工師にぜんそくが多いのはなぜか？

していることや、「ぜんそくになったら、怒りを鎮めよ」と感情とのかかわりも示唆しているのです。

では、話を現代のぜんそく事情に戻して、ぜんそくを誘発しやすい主な要因について述べましょう。

●季節や気候の変化

春や秋は1日の寒暖差が大きく、毎日の温度も変わりやすい季節です。ぜんそくの人は急激な温度変化があると、気道が狭くなって発作を起こす原因になります。また、移動性の高気圧や台風シーズン、寒冷前線の接近といった気圧の急変にも影響を受けます。さらに、梅雨どきはジメジメして湿度が高く、アレルゲンであるカビやダニも発生しやすいので気道の炎症が起こりやすく、ぜんそくの人にとっては気の重い季節です。

●就寝中の深夜から明け方

深夜から早朝にかけては、ぜんそくの発作が起こりやすい時間帯です。夜の寝始めに比べると、明け方は気温が平均5～6度下がるので、気道が狭くなって発作が起こりやすくなります。

●花粉症

ある調査によれば、成人ぜんそくの35％にスギ花粉症との合併症が見られるという報告もあります。これは、鼻の粘膜で炎症を起こすと、その細胞から放出された物質が血液に乗って気管支に到達し、気道を狭めるためだと考えられています。

●肥満

最近では、肥満がぜんそくの要因になることもわかってきました。脂肪に圧迫されて肺や気道が狭まることのほかに、脂肪細胞から出るレプチンという物質が免疫の働きを乱すためです。また、レプチンには、ぜんそくの治療薬の働きを弱める作用もあるので、メタボぎみの人はダイエットに取り組んでください。

このように、ぜんそくは生活全般から影響を受けやすい病気です。アレルギー体質の人は、花粉やダニ、ホコリといったアレルゲンになる物質をなるべく取り除く、のどが弱くタンがつまりやすい人は室内の湿度を一定に保つ、メタボの人はダイエットに取り組むなど、ぜんそくの原因になりそうなところから一つずつ対処していくことが大切です。

成人ぜんそくの約6割が大人になってから発病

かつては子供の病気と思われていたぜんそくですが、近ごろは「成人ぜんそく」が増えています。

厚生労働省が実施した保健福祉動向調査（2003年）によれば、ぜんそくや呼吸困難を訴える人は、15～64歳で6％、65歳以上では9・7％です。つまり、高齢者の10人に1人は呼吸にかかわるトラブルを抱えていることになり、肺炎などを併発すると重症化して命にかかわります。

私の患者さんの中には、肺炎にかかって大変な思いをしたというお年寄りもいるので、命にかかわるリスクを防ぐうえでも、ぜんそく対策を早急に始めてください。

成人ぜんそくの内訳を見ると、子供のころからぜんそくを持ち越した人は12％、一度は治ったものの大人になってから再発した人は9・9％にすぎません。しかし驚くべきことに、大人になって初めてぜんそくになった人が、実に58・5％もいるのです。

また、成人ぜんそくでは40～50代の働き盛りの発症率が最も高いことからすると、仕事や家庭で中心的に働いている世代は、ストレスや過労などもぜんそくの原因になっていると考えられます。**今までにぜんそくやアレルギーの経験がなくても、セキが続いたり、自然な呼吸がしにくかったりする人は、成人ぜんそくを疑うべき**でしょう。

さらに、成人ぜんそくは、アレルゲンを特定できない非アトピー型が多いのも特徴です。成人になると、喫煙や飲酒、化粧品や香水など、ぜんそく発作の引き金となる成分にふれる機会が多くなり、ストレスや過労、肥満や不規則な生活なども加わって、ぜんそくは慢性化しやすいといわれています。

小児ぜんそくは中学入学までに7割が消失

先ほどの保健福祉動向調査では、成人ぜんそくだけでなく、「小児ぜんそく」も増えているという結果が出ています。

0～4歳の有病率は13・6％、5～14歳では10・9％で、4歳以下の子供の約7人に1人がぜんそくの症状を待っていると報告されています。1960年代の小児ぜんそくの有病率は0・5～0・7％ですから、当時と比べると、ぜんそくの子供が20倍近くに増えていることになります。

小児ぜんそくの場合、発病のピークとなるのが1～2歳です。2歳までに約60％が、6歳までに約90％が発症しているとされています。

ただし、改善しやすいのも小児ぜんそくの特徴で、中学校に入学するまでに約70％の子供は、ぜんそくの症状が消失します。けっして軽視はできないものの、**小児ぜんそくは自然に治る確率が高い**のです。

小児ぜんそくの90％以上は、特定のアレルゲンが原因になるアトピー型であることから、一般的には、生まれつきの体質や家族のアレルギー歴が発症の原因になると考えられています。ぜんそく以外のアレルギー病も発病しやすく、赤ちゃんのころはアトピー性皮膚炎、1～2歳になると小児ぜんそく、小学校になるころにはアレルギー性鼻炎というように、アレルギー症状が変化していくケースも見られます。

とはいえ、アトピー体質の子供たち全員が、ぜんそくになるわけではありません。体質だけでなく、精神面や生活面が大きくかかわってくるので、ぜんそくのお子さんを持つ保護者の方は、過度に神経質にならないようにしましょう。外遊びを制限したり、必要以上に厚着をさせたりするよりは、少々寒くても外で遊んだほうが、体質改善のトレーニングになるからです。

そして、掃除や布団干しを小まめに行ってダニやホコリを取り除き、アレルゲンの少ない環境を整えることも症状の軽減につながります。

空セキが長く続く「セキぜんそく」が急増！

最近は、「セキぜんそく」と病院で診断される人が増えています。昨今、よく聞くようになったセキぜんそくは、一般のぜんそくとはどう違うのでしょうか。

セキぜんそくの主な特徴は、1カ月以上も続く空セキです。よくあるのは、**風邪（発熱や鼻水、鼻づまりなどの症状）が治ったあともセキだけが慢性的に続いて、ほかに目立った症状がない**ケースです。

セキぜんそくは、①深夜から明け方にかけて就寝中にセキが出やすい、②急激な温度変化や季節の変わりめに多発する、③タバコの煙や香水などが刺激となってセキが止まらなくなる、といった点が一般的なぜんそくの特徴とよく似ています。

逆に、ぜんそくと異なるのは、①ヒューヒュー、ゼーゼーという喘鳴がない、②タンはあまり出ない、③呼吸困難に陥ることもほとんどない、といった点です。

セキぜんそくの人は、気道が狭くなっていることは少ないものの、粘膜に炎症が起こっているため、ぜんそくの前段階の状態だといえます。セキが長引くと本格的なぜんそくに悪化しかねないので、この段階から薬物治療を開始することも多いのですが、セキがなかなか治まらないケースがよくあります。

ぜんそくやその前段階となるセキぜんそくの特徴は、おおよそ理解していただけたでしょうか。もう一度、ここまでの説明をおさらいすると、ポイントは次の八つです。

●ぜんそくは、気道の慢性炎症によってセキや息苦しさが起こる。
●アレルギー体質ではない人も、ぜんそくになる可能性がある。
●アレルギー体質の人は、まずアレルゲンを特定し、身の回りからできるだけ排除する。
●ぜんそく発作を抑えるには、ふだんの予防治療が重要。
●ぜんそく発作を引き起こす要因は人によって違い、ストレスなど精神面からも影響を受ける。

- 大人になってからぜんそくを発症するケースが多い。
- 小児ぜんそくは比較的治りやすい。
- 空セキが1カ月以上続くが、喘鳴や呼吸困難を伴わない場合は、セキぜんそくの疑いが大きい。

薬物治療は症状を抑える対症療法

すでに病院で治療を受けている人はご存じだと思いますが、一般にぜんそくが疑われる場合は、呼吸器科や内科、アレルギー科を受診します。

初診では、どのような状況でセキが強くなるのか、ぜんそくの症状で最も困るのは何か、どれくらいの頻度で発作が起こるか、といった質問のほかに、アレルギーの有無や生活習慣などについてもくわしく聞かれたはずです。

そして、レントゲン検査や呼吸機能検査などの各種検査を行ったのちに、長期管理薬と発作治療薬の2種類が処方されたのではないでしょうか。長期管理薬と発作治療薬の役割は次のようになります。

●**長期管理薬（コントローラー）**

発作を起こさないように気道の炎症を抑える薬で、吸入ステロイドが基本になります。吸入ステロイドは、毎日決まった量を規則正しく使うことが原則です。

●**発作治療薬（リリーバー）**

激しいセキ込みや呼吸困難などの発作が起こったときに吸入・内服する薬で、主に気管支拡張薬（短時間作用型）が処方されます。狭くなった気道を広げて呼吸をスムーズにするのが目的です。作用が強力なだけに、使用回数や使用間隔などに制限が設けられています。

こうした薬を使って「発作が起こらないように予防すること、コントロールすること」が薬物治療の主な目的になり、あとは自然に治癒するのを待つわけです。

しかし実際のところ、薬物治療は発作を抑える対症療法にはなっても、自然治癒するケースは限られます。つまり、薬物治療で発作をコントロールできたとしても、気道に炎症ができやすい体質そのものを変えないことには、この先も同じことのくり返しになり、延々と薬を使いつづけることになるでしょう。本当の意味でぜんそくを克服するには、病院の薬物治療とともに、ぜんそく体質を根本から改善する取り組みの二つが、車の両輪になるのです。

ぜんそく患者さんは薬以外の方法を探している

ぜんそくの患者さんたちから話を聞くと、毎日の薬の管理はけっしてらくではないといいます。

仕事や家事で忙しい人は、つい後回しにしてしまい、発作が起こらなければ気がゆるんで薬の吸引や内服を忘れてしまいがちです。さらに、長期にわたる薬の使用は「ぜんそくが改善に向かっている」という確かな手応えを実感しにくいため、治療の終着点が見えずにストレスを募らせています。

こうしたことは、ふだんからお世話になっている病院の主治医にはなかなかいいだせないのでしょう。私の治療センターに初めて来られた人たちから、「いつまで薬を使いつづけなければいけないのでしょうか?」「毎日、発作でおびえながら生活するのはもうたくさんです!」などと本音を漏らされることがあります。

切々と日々の心労を話されたあとで、精神的な不安や気分の落ち込みが気道を刺激するのか、「コホン、コホン」「ゲホッ、ゲホッ」とセキ込みだす人も少なくありません。

強いセキや息苦しさが続いている場合は、薬で発作を抑えてコントロールすることが必要です。しかし、薬以外の方法でも発作が抑制できれば、患者さんたちの負担は身体的にも精神的にも今よりずっと軽くなるに違いない、と私は思うのです。

病気の治療に限りませんが、何かのトラブルを解決するのに、その方法が一つだけというのは実に心細いものです。目先のトラブルを回避でき、解決に向かって着実に前進していると実感できる方法がもう一つあれば、本人が抱えるストレスは大幅に軽くなるでしょう。

私がこの本で紹介する「ぜんそく改善エクササイズ」は薬物治療と並び立つ、もう一つの有効な方法になると確信しています。これまでにエクササイズを試した患者さんたちの多くが、セキ込みや息苦しさの軽減を実感し、医師の判断のもとで薬の使用量も減らしているからです。

ぜんそく歴が長い人ほど、薬物治療は発作を一時的に回避するための対症療法でしかないと感じています。それだけに、薬以外の方法でセキや息苦しさを和らげたいと切望する人は多く、私の治療センターでこのエクササイズを指導するようになって以来、全国からぜんそくの患者さんが集まるようになりました。

患者さんたちの本音は、「薬をやめたい」「薬以外の方法でぜんそくを治したい」ということにつきるのではないでしょうか。そうした人たちにぜんそく改善エクササイズを指導すると、とても熱心に取り組んでくれます。自宅で一人孤独に行う運動などのセルフケアはなかなか長続きしないものですが、このエクササイズを続けている人が多いのは、「セキが減った！」「呼吸がらくになっている！」「ぜんそくが改善に向かっている！」と早い時期から実感しているためだと思います。

私の治療センターを訪れるぜんそくの患者さんは、ほぼ全員にある共通した特徴が認められ、同時に頭痛や首肩のこり、腰痛、慢性疲労などの不快症状を併発していました。その共通した特徴とは、「体のゆがみ」です。

ぜんそくと体のゆがみは、一見、無関係のように思えますが、体のゆがみが引き起こす全身への悪影響とぜんそくが発症するしくみを重ね合わせると、両者はさまざまな点で一致します。最初に述べたモグラたたきの例に戻ると、**ぜんそくや頭痛、首肩のこり、腰痛などの不快症状（モグラ）が次々と顔を出さないように、まとめて主電源をオフにするポイントが「体のゆがみを正すこと」だったのです。**

こうして体のゆがみに着目し、患者さん自身が実践できるように考案したのが、ぜんそく改善エクササイズです。実際に、これまでの薬物治療にエクササイズを組み合わせることで、ぜんそくが顕著に改善する患者さんが続出するようになりました。

では、ぜんそく改善エクササイズのやり方を紹介する前に、ぜんそくと体のゆがみの関係をくわしく見ていきましょう。

第2章

自然な呼吸を妨げているのは「体のゆがみ」

「ぜんそくを治す」のが本来の目的

現代の医学では、ぜんそくを完治させる治療法はいまだ確立されていません。したがって、薬物治療によって発作を最小限にコントロールするしか手立てはないというのが、お医者さんや患者さんたちの一般常識になっています。

しかし、薬で一時的に発作を抑える対症療法だけでは、現状を打開するには不十分だと私は考えます。「ぜんそくを治す」という本来の目的を達成するには、**根本的な体質改善によって炎症が起こりにくい健康な気道や肺に変えていく必要がある**のです。

患者さんたちも当初は、ぜんそくを早く治して発作と無縁の生活を送りたいと願っていたはずです。ところが、薬物治療が長引く中で、発作を抑えることだけに意識が向かい、ぜんそく体質を克服する取り組みについては後回しにしていたのではないでしょうか。それがぜんそくを慢性化、重症化させているように思えてなりません。では、現在のぜんそく治療で見逃されている問題点について、順を追って説明していきます。

薬によって得られるものと失うもの

最も誤解されているのが、薬による対処です。ぜんそくの患者さんの多くは、気管支拡張薬や吸入ステロイドを処方されており、これらの薬を使っていれば、いずれ息苦しさやセキ込むことから解放され、薬もやめられると思っている人が少なくないでしょう。

前章でも説明しましたが、発作が起こったときに、ここ一番の切り札になるのが気管支拡張薬です。狭くなった気道を強制的に広げて、呼吸をしやすくする作用があります。一方、発作を起こさないように、日ごろから気道の炎症を鎮めておこうとするのが吸入ステロイドで、ぜんそく治療に最も多く使われています。

これらの薬が一般に使われるようになってから、入院や救急搬送などの重篤な事態が大幅に減ったこともあり、薬さえあれば大丈夫と安心している人もいます。ただし、ぜんそくは再発しやすく、また、薬が効きにくいケースも多いということを忘れてはいけません。

発作がしばらく鎮まっていても、寒暖差の大きい季節の変わりめ、花粉の飛散や台風の襲来、家庭や職場の環境変化、ストレスや体調の乱れなどをきっかけにして突然、強い発作に襲われることは、ほとんどの人が経験していると思います。さらに、セキぜんそく（33ページ参照）の場合は、気管支拡張薬や吸入ステロイドを使ってもセキが治まらず、薬物治療の効果を実感しにくいという患者さんが非常に多いのです。

前章でもお話ししましたが、これらの薬は、あくまでもぜんそく発作への対症療法であって、ぜんそくの根治（ぜんそくが起こりにくい体質への改善）を目的としているわけではありません。また、薬に頼りすぎるのは病気治療の最善の方法であるとは思えませんし、やはり副作用の問題を全く無視することはできないでしょう。もちろん、ぜんそくの治療薬も昔に比べて副作用は少なくなっていますが、長期的に使いつづけると私たちの体に本来備わっている調整機能に影響を及ぼす可能性があります。

その影響の一つにあげられるのが、自然に呼吸する能力が低下していくことです。長期間にわたって薬を服用して強制的に気道を広げていると、いつのまにか気道の柔軟性が失われてしまうだけでなく、呼吸をコントロールしている自律神経（意志とは無関係に内臓や血管の働きを支配する神経）の働きも乱れやすくなります。そして、かえって自然な呼吸ができなくなったり、動悸や息切れを招いたりすることも考えられるため、ぜんそくの治療薬を上手に使いながら、同時にぜんそく体質の改善を図る必要もあるのです。

その呼吸では十分に酸素を取り込めません！

ぜんそくの患者さんを注意深く見ていると、「自然な呼吸」をうまくできていない人が非常に多く見られます。

私たちは、空気中の酸素を体内に取り入れるとともに、体内で発生した二酸化炭素を吐き出し、それをくり返すことで生命を維持しています。これが「呼吸」です。呼吸は、自律神経の働きによって無意識のうちに1日24時間絶え間なく行われ、その回数は約2万から3万回ともいわれています。

呼吸は大きく分けて、主に胸部の筋肉を使う「胸式呼吸」と、主にお腹の筋肉を使う「腹式呼吸」の2種類があり、本来の自然な呼吸は空気を深く吸い込める「腹式呼吸」のほうです。ところが、ぜんそくの患者さんは呼吸の浅い胸式呼吸になっている場合が多く、空気をしっかりと吸い込めていないのです。

これは、ぜんそくで息苦しくなるために胸式呼吸をしてしまうという一面もありますが、ふだんから自然な腹式呼吸ができていないことも、よりぜんそくの起こりやすい状態を作り出しているといえるのです。

腹式呼吸といえば、お腹で息をすること、お腹をふくらませながら呼吸をすることと思っている人もいますが、それでは正しい腹式呼吸をしていることにはなりません。**正しい腹式呼吸とは、肋骨の下にある「横隔膜《おうかくまく》」という筋肉を動かしながら**

行う呼吸法です。

しかし、腹式呼吸のやり方で一般的に指導されているのが、鼻から大きく息を吸ってお腹をふくらませ、口から息を長く吐き出してお腹をへこませるというやり方です。

このような指導に合わせてぜんそくの患者さんが腹式呼吸を行うと「鼻と口」に意識が集中し、空気の通る首や胸の筋肉が緊張してしまうので、逆に気道を狭めてしまいます。

さらに、ぜんそくの患者さんは「息を吸う」ことばかり意識しすぎる傾向があります。息苦しさから逃れようとして、強く息を吸い込もうとしても、肺にはすでに空気が入っていて大きくふくらんでいます。

パンパンにふくらんだ状態の肺は、満員電車を想像するとわかりやすいでしょう。乗客でギュウギュウづめの車両に乗ろうとしても、車内にいる乗客が降りてくれないことには、入るスペースがありません。これと同じように、肺の中に古い空気が残ったままでは、いくら新しい空気を吸い込もうとしても、肺に空気が入っていいかないのです。
こうして呼吸が浅くなると、酸素を多く含んだ新鮮な空気が十分に取り込めないまま息苦しくなっていくという悪循環に陥ります。

ぜんそくの患者さんにとって、呼吸のしかたは重要な課題です。自然な呼吸法を身につけることは、ぜんそくを改善するうえでとても大切ですが、実際には間違って理解していたり自己流だったりして、スムーズな呼吸につながっていないケースが少なくありません。

肝心なのは、まず息をしっかりと吐き出して、肺に新鮮な空気が入るスペースを作ることです。**正しい腹式呼吸を行うためのポイントは「息を大きく吐くこと」**。まずはここから始めてください。腹式呼吸のくわしいやり方については、次の章でくわしく説明します。

ぜんそくの人は運動を控えたほうがいい？

ジョギングや階段上りのように少しきつめの運動を行うと、ヒューヒュー、ゼーゼーと喘鳴《ぜんめい》が起こったり、呼吸困難に陥ったりする患者さんもいます。運動によって呼吸が早くなると、粘膜の水分が蒸発して気道を収縮させてしまうためですが、こうした運動によって症状が現れるタイプのぜんそくを専門的には「運動性誘発ぜんそく」といいます。

運動性誘発ぜんそくは、小児ぜんそくの6割以上、成人のぜんそくでも半数近くの人に認められるため、これまではできるだけ運動を控えたほうがいいと考えられてきました。しかし、一方で学校の部活動を始めたり、運動習慣を持つようになったりしてからぜんそくが止まったという人も多数います。

また、フィンランドの研究機関が欧州呼吸器学会（ERS2013）で発表した報告によれば、適度なエクササイズ（運動）を定期的に行うことは、ぜんそくを軽減させるとのことです。実際に、患者さんたちから「水泳教室に通うようになってから、ぜんそくが改善した」という話をよく聞いています。水泳を始めるとぜんそくが改善するのは、次の二つの理由が考えられます。

●自然な呼吸法が身につく

水泳の息つぎをくり返すことで、「息を吐く」「息を吸う」という自然の呼吸法がトレーニングされます。

●気道のねじれの改善

首や肩を活発に動かすと、のどから胸にかけて気道の傾きやねじれが正され、空気の通りもスムーズになります。

このように、薬に対する過度な期待、不自然な呼吸法、運動不足といった問題点が、ぜんそくの患者さんたちの多くに見受けられるので、そうした誤解をときながら、本当にぜんそく体質の改善につながることを始めないことには、根本的な解決につながりません。

その点をこれからみなさんといっしょに考えながら、ぜんそくという病気の本質や改善策を具体的に見ていきましょう。

約40年の治療研究から導き出したぜんそくのしくみ

私は川井筋系帯療法治療センターという整体院を運営しています。川井筋系帯療法とは、私の父、川井武雄が創始した、不健康な姿勢骨格（体のゆがみ）を正し、人間が本来持っている身体機能を十分に発揮できるようにする手技療法（整体治療）で約40年の歴史があります。

体のゆがみは、筋肉や関節の痛みの原因になるだけではありません。筋肉の緊張によって血液循環が悪化したり、骨や筋肉に圧迫されて肺・胃腸などの内臓機能が低下したりするほか、自律神経の乱れや自然治癒力の低下までも引き起こし、さまざまな病気・不調の原因になります。

私の治療センターには、首のこりや五十肩、腰痛、ひざ痛などに加えて、アトピーやぜんそく、自律神経失調症、婦人科系症状などで苦しんでいる患者さんが日本全国から数多く来院しています。
一般に、ぜんそくは体質や呼吸器の問題と考えられているため、体のゆがみとは無関係と思うかもしれませんが、実は**体のゆがみは、ぜんそくの発症にも深くかかわっている**のです。

さて、ここでちょっと思い出していただきたいのが、第1章でお話しした医学の父・ヒポクラテスが、「ぜんそくは仕立て屋、漁師、金細工師に多い」と指摘していた点です。実は、この指摘にぜんそく発症のメカニズムを解明する鍵が隠されています。

みなさんは、これらの職業で考えられる共通点が何かおわかりでしょうか？ いずれの職業も細かい粉塵や汚れた空気が気道を害するような仕事環境ではありませんし、アレルギーを起こすような物質を扱うわけでもありません。

少しヒントを出すと、ほかの職業では陶芸家や染織家も含まれます。現代的な職業でいえば、パソコン操作やデスクワークの人もぜんそくになりやすいといえるでしょう。

それでは正解をいうと、これらの職業の人に共通するのは、「前かがみで作業をしている＝ネコ背になりやすい」という点です。

ヒポクラテスの記述については、私自身、とても納得がいきました。というのも、前かがみ姿勢の習慣から体がゆがみ、それによってさまざまな体調不良を引き起こしている患者さんを、これまでに何万人と見てきたからです。

その反対に、**体のゆがみを正せば、さまざまな体調不良が改善に導かれることも、長年の治療経験から確かなことだといえる**のです。

ぜんそくの人に共通する外見的な特徴とは？

一般的に、ぜんそくは「気道の慢性的な炎症」が原因だと考えられています。炎症が慢性化すると、空気の通り道である気管や気管支の粘膜が腫《は》れあがり、気道の内壁がぶ厚くなります。すると、空気は狭い通路を無理に通らなければなりません。

そのさいの摩擦音が、ヒューヒュー、ゼーゼーといった喘鳴です。

つまり、医学的な見方をすれば、ぜんそく体質とは気管や気管支が炎症を起こして気道が狭くなりやすい状態だといえ、それはその通りだといえます。

しかし、この中に「体のゆがみ」という要素は全く含まれていません。それがぜんそくをはじめ、さまざまな病気の根本原因を解決できずにいる現代医学の盲点になっているのではないでしょうか。

体のゆがみの専門家である私の立場からいえば、ぜんそくになりやすい体質とは、首から肩、胸にかけて筋肉が硬く緊張して引っ張り合い、体に傾斜やねじれが生じている状態だと説明できます。そして、首から肩、胸にかけてゆがみのある人は、背骨の前側にある気道も傾斜したり圧迫されたりします。

曲がったり圧迫されたりしている気道を空気が通過するときは、まっすぐな気道を通過するときに比べて、気道の内壁と空気の摩擦が必然的に大きくなります。こうした不自然な状態のもとで呼吸がくり返され、過剰な摩擦が長期間続いた結果、気道の粘膜に炎症が生じやすくなっていると考えられるのです。

また、ネコ背になった状態でも、上半身の筋肉は不自然に引っ張られて気道を圧迫します。さらに酸素を取り込む肺は、肋骨に囲まれた胸腔《きょうくう》の中にありますが、ネコ背になると胸腔内が狭くなって肺もふくらみにくくなり、十分に空気を吸い込めません。ネコ背の習慣が続くうちに肋骨周囲の筋肉は硬くなり、胸腔内が狭い状態で固定化されるため、いつも呼吸が浅くなり息苦しさを感じるようになるのです。

ぜんそくの人は体の左右が非対称

私の治療センターでは、体のゆがみを研究するために30年前から患者さんのモアレ写真を撮影しています。モアレ写真では、骨格や筋肉のバランスが地図の等高線のように映し出されるため、体のどこにゆがみが生じているのかが一目でわかります。

これまでに撮影したモアレ写真は延べ3万人分以上ですが、治療の前後にモアレ写真を撮影すると、体のゆがみがどのように矯正されたのか、また、改善した症状とゆがみの生じていた部位との関係も明らかになるのです。

では、健康な人のモアレ写真（56ジペー左）と、ぜんそくで悩んでいた患者さんのモア

●健康な人のモアレ写真

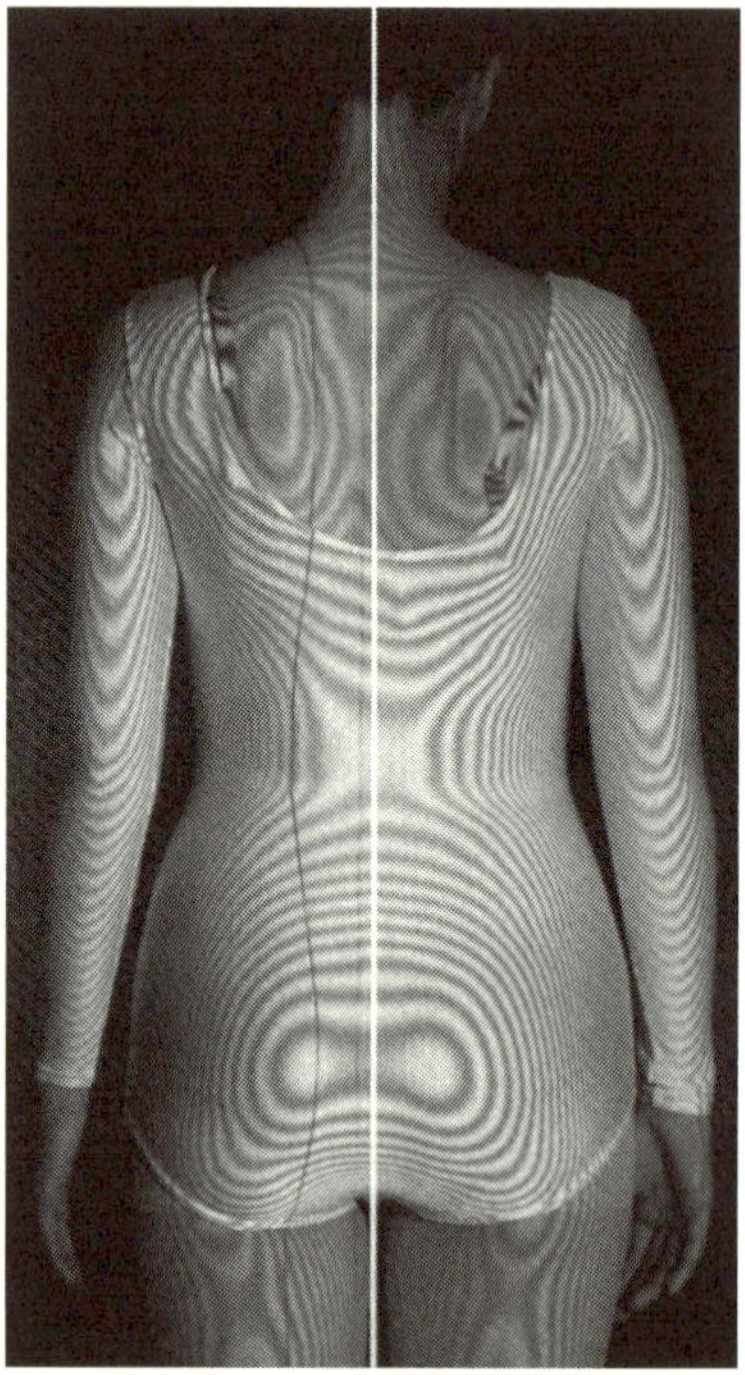

左右の肩甲骨の周囲に均等な円の模様が映し出され、首の位置もまっすぐ。殿部には左右均等に丸い模様が現れ、これは骨盤に傾斜が少なく、安定していることを表している。さらに、左右の筋肉も均衡で引っ張り合いが少なく、体に傾斜やねじれもない。

●ぜんそくの人のモアレ写真

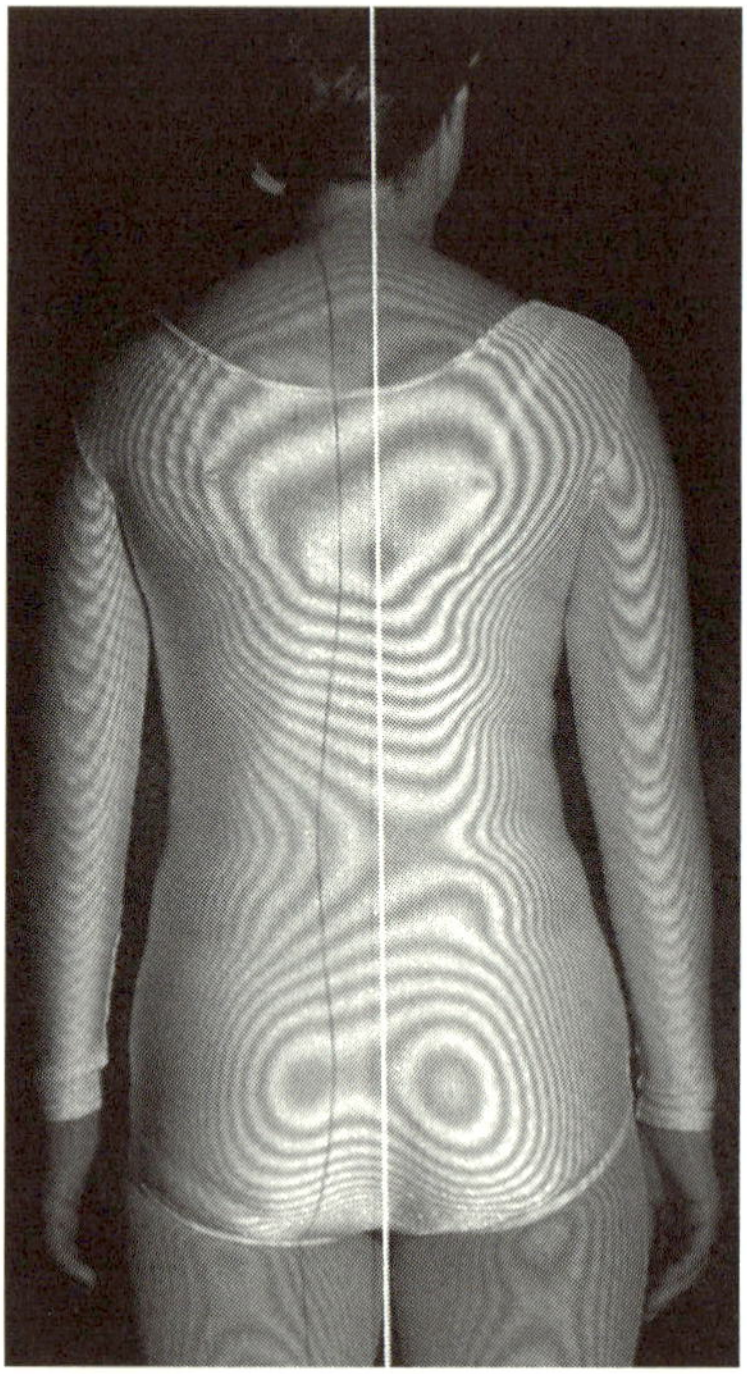

左右の肩の高さが違い、頭から首にかけて中心より左側に傾いている。背中の模様が偏っているのは、胸から肩にねじれがあることを表している。また、殿部の模様も左右のバランスが大きくくずれ、これは骨盤が傾斜してねじれていることを意味している。

レ写真（56ページ右）を比較してみましょう。

まず、写真中央の白い線は、骨盤の中心を基準にした体の重心線です。健康な人のモアレ写真は、左右の肩甲骨の周囲に均等な円の模様が映し出され、首の位置もまっすぐになっています。また、腰の部分の真ん中に四角い模様があり、殿部には左右均等に丸い模様が現れています。このような模様は、体の土台となる骨盤に傾斜が少なく、安定していることを表しています。さらに、骨盤の上には背骨がまっすぐ乗り、左右の筋肉も均衡で引っ張り合いが少なく、体に傾斜やねじれもありません。

一方、ぜんそくの人のモアレ写真は、左右の筋肉が不均衡に引っ張り合っているので、左右の肩の高さが違い、頭から首にかけて中心より左側に傾いているのがわかります。

また、背中の模様が右側に寄っているのは、胸から肩にかけてねじれがあることを表しています。肩甲骨の部分に注目すると、左右の肩甲骨よりも下方の中心に模様が集中し、これはネコ背の人によく見られる特徴です。殿部の模様も左右のバランスがくずれ、これは骨盤が傾斜してねじれていることを意味しています。

ぜんそくの人には、このように体のゆがみを示す模様がほぼ全員といっていいほど現れており、特に気道の通る首から胸にかけて傾斜やねじれが目立ちます。

ゆがみの生じた気道は、斜めになったり外側から圧迫されたりしているため、呼吸で空気が出入りするときに内部粘膜と強く摩擦して炎症が起こりやすくなります。そして、炎症が悪化すると気道はより過敏になり、寒暖差や花粉、ストレスといった些細な刺激でも、ぜんそくの発作につながってしまうのです。

アレルギー体質ではない人（非アトピー型）でもぜんそくを発症するケースが多いのは、こうした理由からだと考えられます。

体のゆがみは、セキぜんそくの人にも見られます。ぜんそくの前段階であるセキぜんそくは、発症するメカニズムがはっきりとは解明されていませんが、気管支拡張薬や吸入ステロイドの効きにくいケースが多いのは、セキぜんそくも体のゆがみによって起こり、それを放置しているのが原因だともいえるでしょう。

自分の日常の姿勢を思い返してください

ぜんそくの持病がある人は、ネコ背や体のゆがみをもうすでに自覚しているか、あるいは、ほかの人から座り姿勢や立ち姿勢の悪さを指摘されたことがきっとあるはずです。

ぜんそくとふだんの姿勢が深くかかわっていることに気づきさえすれば、ぜんそくを改善に導くことは、さほど難しいことではありません。要は、悪い姿勢や体のゆがみを正して、気道をまっすぐにすればいいのです。そのためのエクササイズを私は考案し、患者さんたちに実践してもらっています。

では、次の章から具体的なエクササイズのやり方を説明します。病院の治療とともにエクササイズも併用すれば、きっとぜんそくは快方に向かい、薬の量を減らすこともできるでしょう。

実際に、エクササイズを開始してから、ぜんそくの薬をほとんど使わなくなった患者さんたちはおおぜいいて、「急な発作に襲われる不安が解消した」「発作が起こっても以前より鎮まりやすくなった」などと大変喜ばれています。

体のゆがみが気道を狭める

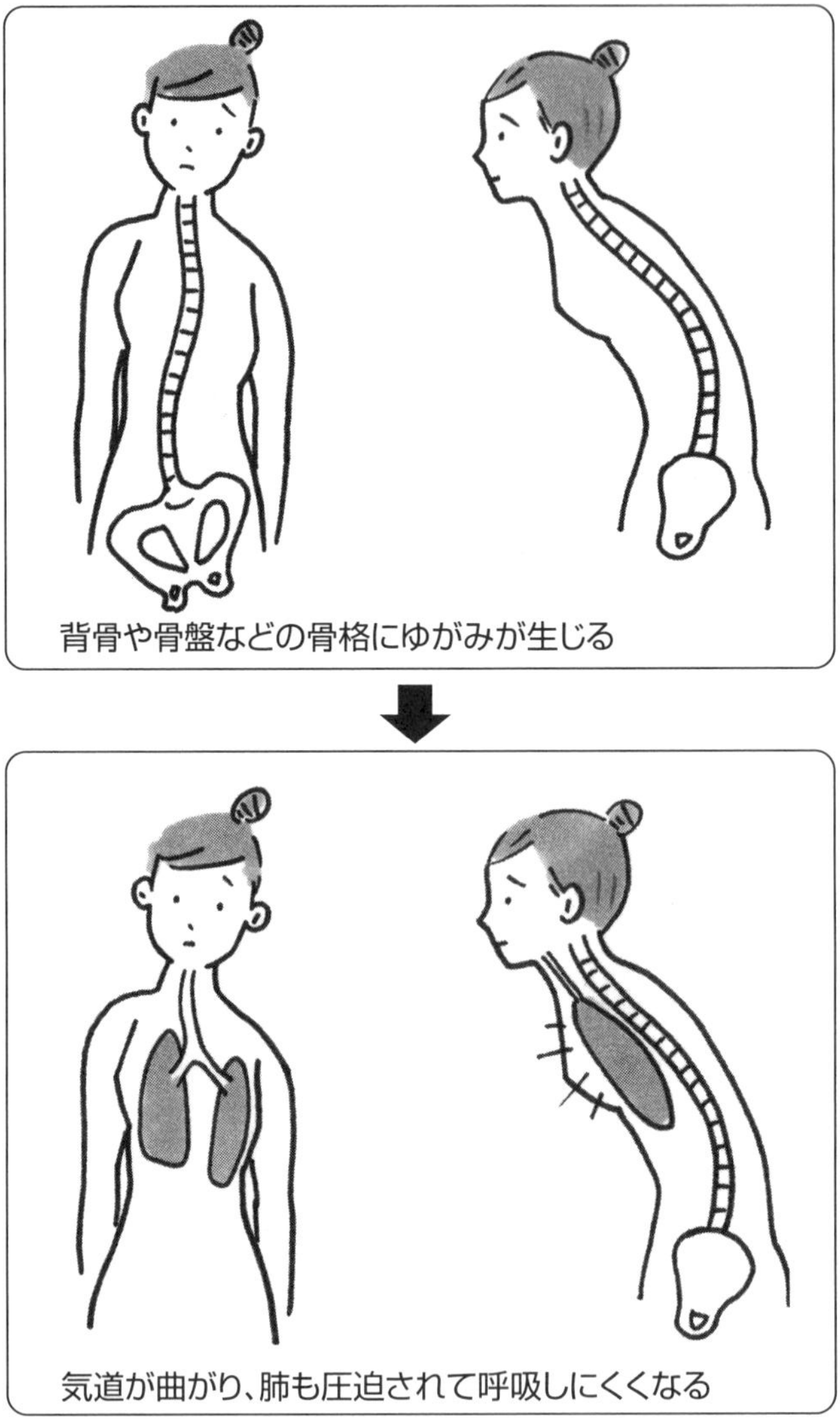

背骨や骨盤などの骨格にゆがみが生じる

気道が曲がり、肺も圧迫されて呼吸しにくくなる

第3章

ぜんそく**改善**
エクササイズを
始めよう！

体のゆがみを正せば、ぜんそくは改善する

私は、患者さんたちを治療しながら、ぜんそくという病気についてくわしく調べてきましたが、その原因や症状、治療法を調べる中で解決の糸口が見つかり、改善できる病気であることがわかってきました。

では、この章からは、いよいよみなさんに「ぜんそく改善エクササイズ」を実践してもらいます。

ぜんそくは、慢性的な気道の炎症によって起こっているため、まずはお医者さんの指示に従い、薬で炎症を鎮めることが治療の基本になります。しかし、現代の医学では炎症を一時的に押さえ込むことはできても、炎症の起こりにくい健常な気道にする治療法は、残念ながら確立していません。そのことが、ぜんそくの人は薬と一生付き合わなくてはいけない、といわれるゆえんでもあります。

「処方されたとおりに薬を使っているのに、これだけ多くの患者さんがぜんそくの悩みから解放されないのはなぜだろう？」という疑問を私は長年抱きつづけていました。同時に、「もっと根本的な部分に、大きな見落としがあるのではないか？」と考えたのです。

これまで私は、あらゆる症状の患者さんを見てきましたが、多くの人に共通して見られた特徴が、「体のゆがみ」です。もちろん、ぜんそくの患者さんも体のゆがみと無関係ではありませんでした。

ぜんそくの患者さんたちの上半身では、各部位の筋肉が不自然に引っ張り合っていることで、傾斜やねじれといった体のゆがみが見られます。そこで、手技療法によって固くこわばった筋肉をゆるめ、背骨の傾斜やねじれを正していくのです。さらに、患者さんたちにごく簡単な体操を指導すると、ほとんどの人はセキの回数が減っていき、ヒューヒュー、ゼーゼーという喘鳴《ぜんめい》や息苦しさなどからも解放されるようになったのです。

エクササイズを行うときの三つのポイント

これから紹介するぜんそく改善エクササイズは、私の治療センターでぜんそくの患者さんたちに指導し、日ごろから実践してもらっている体操です。この体操を続けることで、薬の量を減らせた人は多く、セキが止まったという人さえ少なくありません。

もっとも、ほとんどの人にとって、ぜんそく改善エクササイズは初めて聞く体操でしょうし、ぜんそくの治療歴が長い人ほど「体操で呼吸がらくになるのか？」と半信半疑になるかもしれません。しかし、薬の使用歴が長期にわたっていたり、薬の種類や量に不安を感じていたりする人にこそ、ぜひ試してもらい、その効果を実感してほしい体操なのです。

私が指導している**ぜんそく改善エクササイズは、いわば「自然な呼吸」ができるようにするためのトレーニング**です。薬のように副作用を心配しなくてもよく、お金もかからなければ、特別な道具も場所も必要ありません。1日2〜3回を目安にして、自分の都合のいい時間に自分のペースで続ければ、それだけでも十分に効果は現れてきます。

では、ぜんそく改善エクササイズを始めるにあたり、まずは次の二つのポイントを守るようにしてください。

①気持ちをリラックスさせる

ぜんそく改善エクササイズは、上半身の硬く引っ張り合った筋肉をゆるめていく体操なので、ゆったりした気持ちで、あせらずに取り組みます。ぜんそく治療を続けている人は、症状の変化、治療薬の使用回数、息の通り具合を示すピークフロー値などを記録するように病院から課されているのではないでしょうか。

物事に真面目に取り組むことは大切ですが、課題をこなすようにきちんきちんと続ける体操ではないので、ご心配なく。仕事や家事のあいまに、「それでは、少し体があいたから始めてみようか」といった軽い気持ちで取り組むほうが長続きするし、改善効果も上がります。

②動きやすい服装で取り組む

慣れないうちは、ジャージやスウェットなどの動きやすい服装で行いましょう。スーツなどを着たまま仕事先や外出先で行ってもかまいませんが、その場合もネクタイをゆるめたり、ボタンを外したりして、体が窮屈ではない状態にしてから行ってください。

③強い発作が起こったときは薬を優先

①でも述べたように、ぜんそく改善エクササイズはリラックスした状態で行ってこそ真価を発揮します。セキ込んで息も絶え絶えのときに始めたり、体調が悪い日に無理を押して行ったりしても筋肉はゆるみにくく、かえって体力を消耗してしまうこともあります。その場合は、まず薬で発作を鎮めることが先決です。ぜんそく改善エクササイズは、セキや息苦しさがある程度落ちつき、体調も安定しているときに行ってください。

以上のポイントを確認したら、さあ、エクササイズを始めましょう！

エクササイズの主目的は二つ！

ぜんそく改善エクササイズには、４種類の体操があります。どれも子供や高齢者が無理なく行える体操ばかりですが、シンプルな体操であればこそ、動作の一つ一つには重要な意味が込められています。それを理解したうえで行うと、正しい動作や呼吸法ができるようになります。

ぜんそく改善エクササイズの目的は、次の２点です。

①自然な呼吸法を習得する

これまで、私が施術をしてきたぜんそくの患者さんには、次のような特徴があります。

- **呼吸が浅く、自然な腹式呼吸ができていないこと。**
- **息を吸うことばかりに意識が向いてしまうこと。**

このような状態は、息の吐き出し方に注意するとスムーズに腹式呼吸ができるようになり、深く息を出し入れできるようになります。

②気道を正常な位置に整える

ぜんそくの患者さんは、気道の通っている首から胸にかけて、筋肉どうしが不自然に引っ張り合っていることで、体の傾斜やねじれ、前方への傾きが見られます。こうした体のゆがみが気道を狭めているので、まずは気道を正常な位置に戻す必要があるのです。

ぜんそく改善エクササイズでは、呼吸法のトレーニングが2種類、気道の位置を正常にするトレーニングが2種類で、合計4種類を用意しています。これらのエクササイズは、原則として1日に2～3回を目安に続けてください。

すべての基本となるのは呼吸法

4種類のエクササイズは、正しい呼吸法を身につけることからスタートします。これから紹介するすべてのエクササイズにかかわってくる最も基本的なトレーニングなので、しっかりと身につけましょう。

●横隔膜呼吸エクサ――自然な呼吸法を身につける

正しい呼吸法とは、鼻や口に頼った呼吸ではなく、自然な腹式呼吸のことです。腹式呼吸といえば、お腹をふくらませることだと勘違いしている人も多いのですが、意識してほしいのは、実は「横隔膜《おうかくまく》」です。

とはいえ、いきなり横隔膜で呼吸をしろといわれても、横隔膜ってナニ？　どこにあるの？　横隔膜をどのように動かせばいいの？　など疑問だらけでしょう。そこで、横隔膜がどのような働きをするのか説明します。

横隔膜の位置

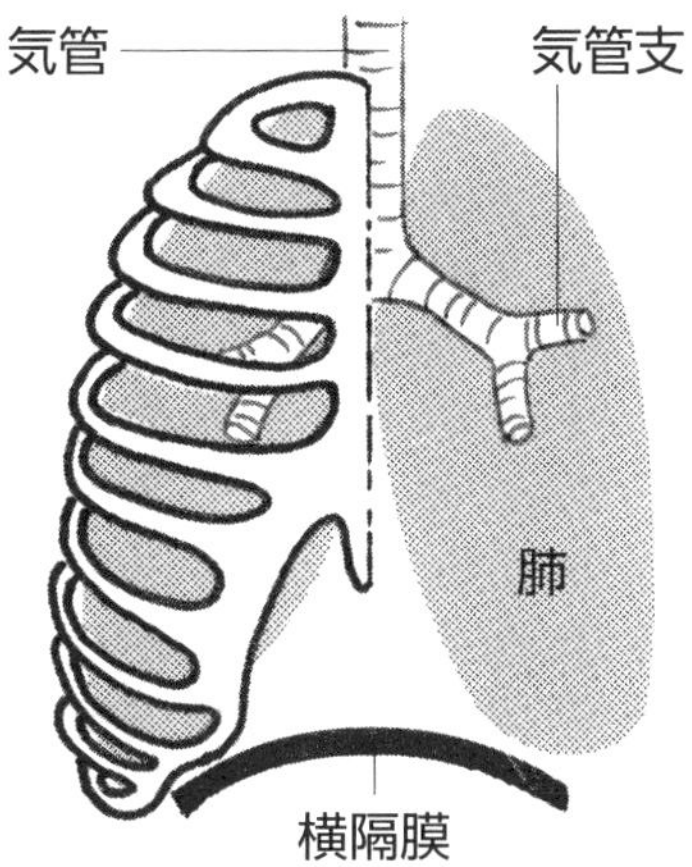

横隔膜は、胸とお腹を隔てている丸いフタのような形をした筋肉です。肺にたまった空気の出し入れをする筋肉を呼吸筋といいますが、その呼吸筋の要になるのが横隔

膜です。横隔膜を収縮させると空気が吸い込まれ、ゆるめると空気が吐き出されます。それでは早速、横隔膜を動かしながら呼吸する「横隔膜呼吸エクサ」のやり方を説明しましょう。

横隔膜呼吸エクサのやり方

❶両足を肩幅くらいに広げて立つ

両足を軽く開くと、上半身の土台になる骨盤が安定します。

❷肋骨の下の位置に両手を置く

横隔膜の位置は、ちょうど肋骨の下になります。この位置に両手を置くことで、横隔膜が動いて空気が入ったり出たりするイメージをつかみやすくなります。

❸最初に息を吐く

ぜんそくの患者さんは、息を吸うことだけに意識が向きがちです。しかし、肺の中に古い空気が残ったままでは、新しい空気が入ってきません。呼吸で大切なのは、まず息を吐くこと。両手を肋骨の下に当てたまま、「フー」っと大きく息を吐き出し、肺に新鮮な空気が入るスペースを作りましょう。

❹両手を後ろに引きながら息を吸う

❸で息を大きく吐けば、自然に息が吸い込まれます。このときに肋骨の下に置いた両手を軽く後ろに引くと、肺を囲んでいる肋骨（胸郭）も広がりやすくなり、息が深く吸えるようになります。

❺再び❸のように息を吐く

吸った息を再び❸のように「フー」と大きく吐いていきましょう。そして、❹で後ろに引いた両手も再び前に戻していくと、今度はより自然に息が吐けるようになります。

横隔膜呼吸エクササは、ゆったりとしたリズムで10回を目安にくり返してください。

このように、**自然な「呼吸」とは、文字の順番通り、息を吐く（呼）が先で、息を吸う（吸）が後になる**ことを覚えておきましょう。

横隔膜呼吸エクサ

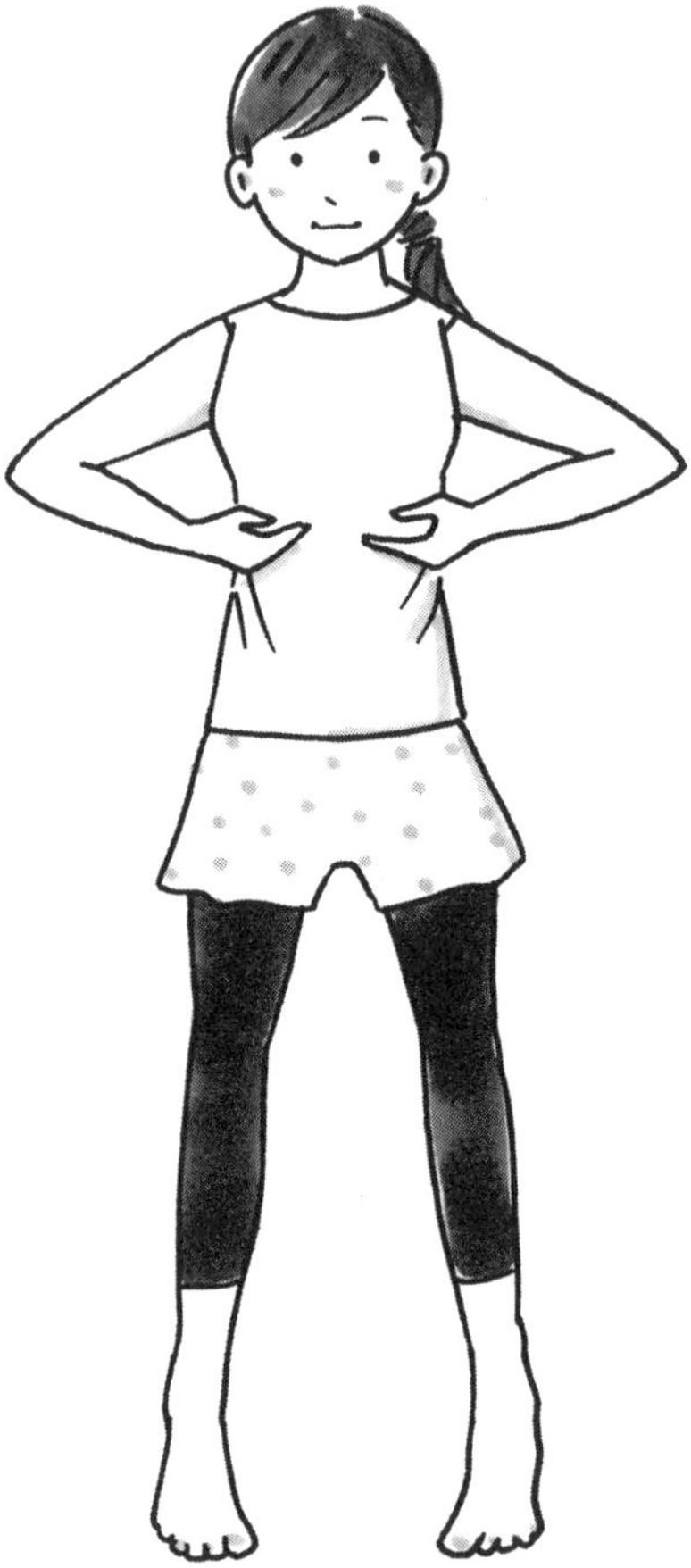

❶ 両足を肩幅くらいに広げて立つ

両足を軽く開いて骨盤を安定させる。

❷ 肋骨の下の位置に両手を置く

肋骨の下に両手を置くと、横隔膜が動いて空気が出入りするイメージをつかみやすくなる。

❸ 最初に息を吐く

両手を肋骨の下に当てたまま、「フー」っと大きく息を吐き出す。

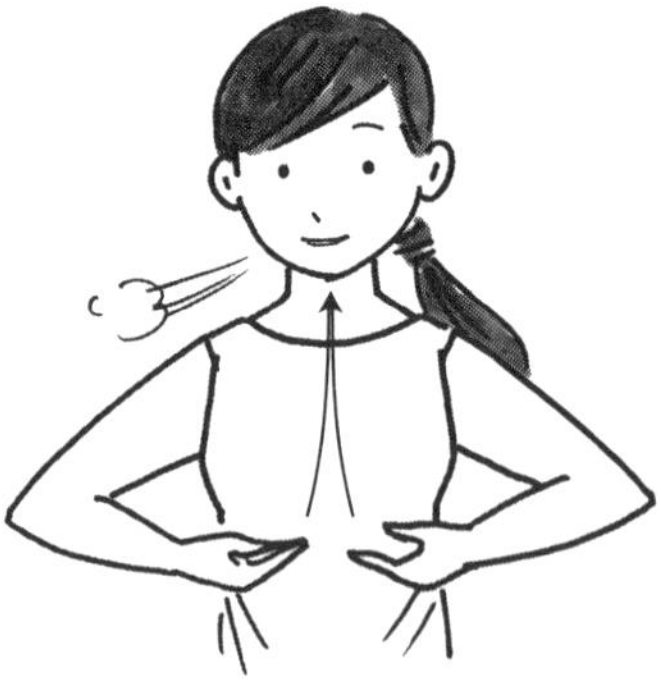

❹ 両手を後ろに引きながら息を吸う

❸で息を大きく吐けば、自然に息が吸い込まれる。このときに肋骨の下に置いた両手を後ろに軽く引くと、息が深く吸える。

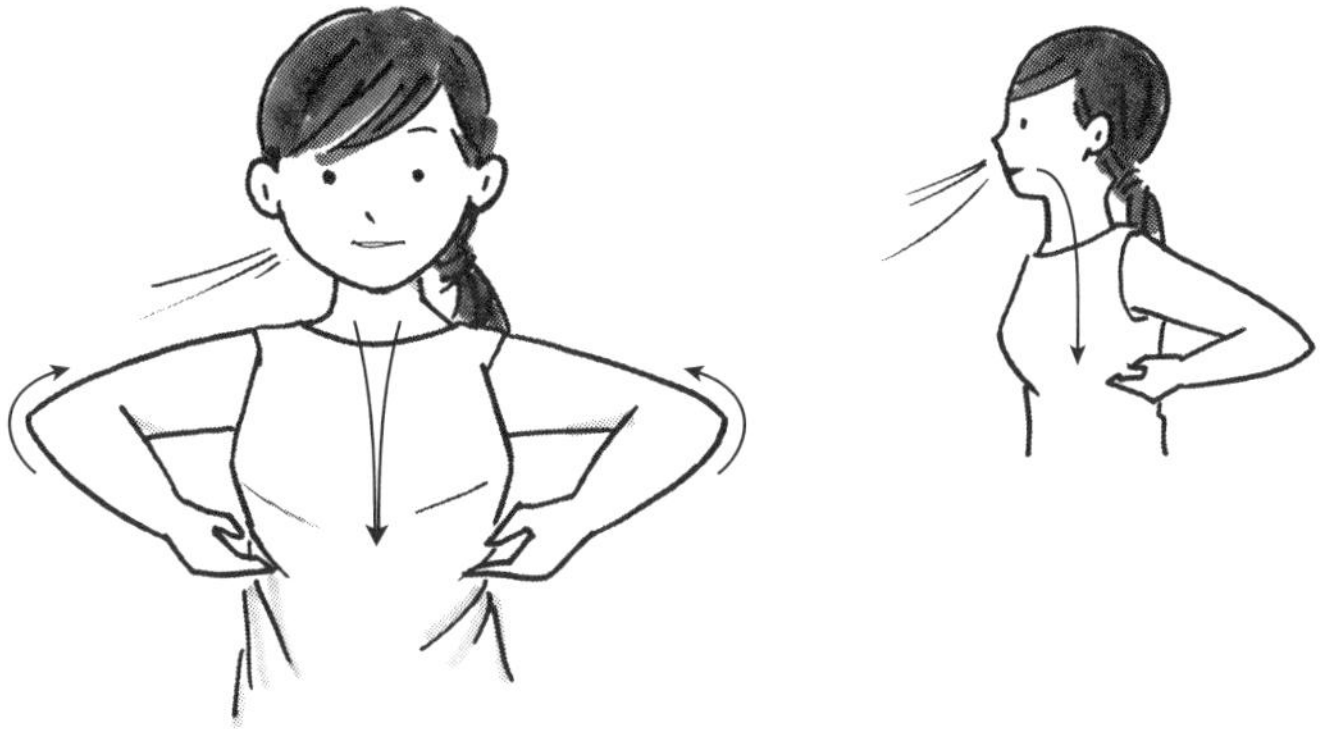

❺ 再び❸のように息を吐く

吸った息を「フー」と大きく吐いていく。後ろに引いた両手も再び前に戻していくと、より自然に息が吐けるようになる。横隔膜呼吸エクサは、10回を目安にくり返す。

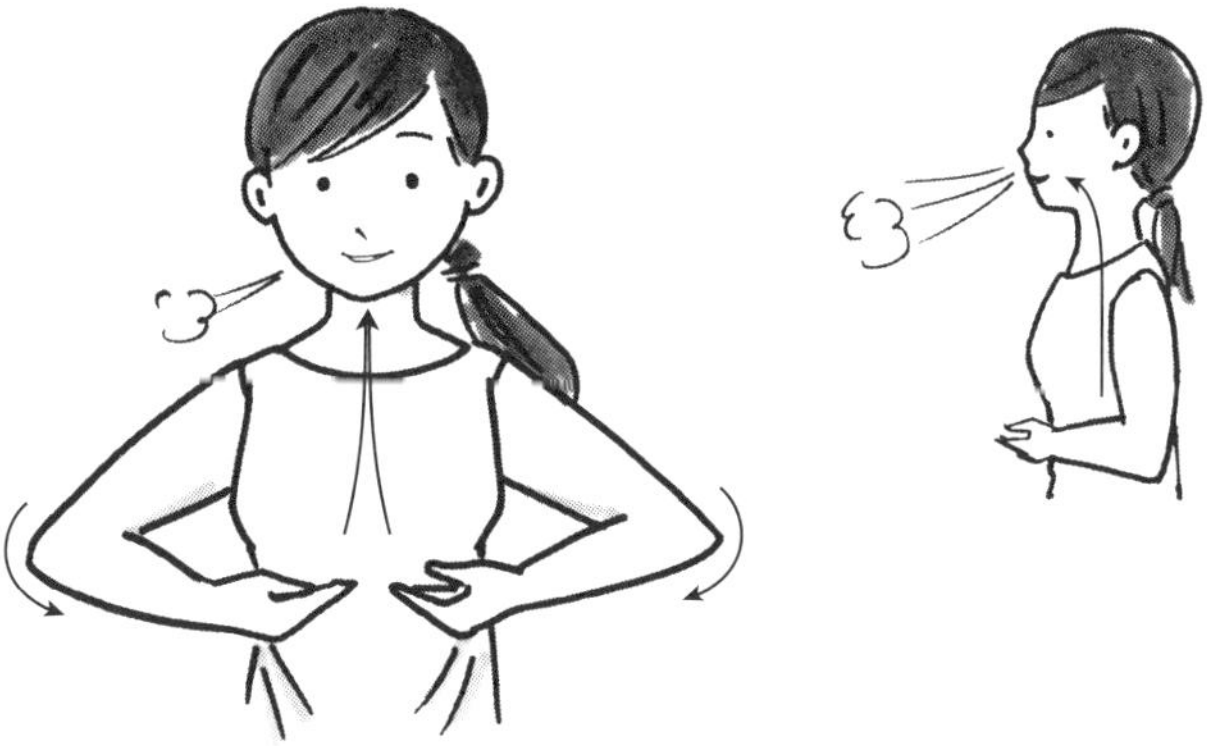

また、横隔膜呼吸エクサでは、横隔膜の付近に置いた両手を動かしながら呼吸することで、横隔膜の動きを意識してもらいます。鼻や口から空気が出入りすることを意識すると、首や胸の筋肉が緊張して気道を狭めてしまうので、鼻や口からではなく、**横隔膜のあるみぞおち付近から空気が出入りするイメージで呼吸してください。**

さらに、横隔膜には上半身を起こして背すじを伸ばす働きもあり、横隔膜呼吸エクサをくり返し行うことで、自然とネコ背の姿勢も矯正されていきます。

●両腕水平エクサ——狭くなった気道を広げる

次に試してもらうのは、上半身の傾斜やねじれ、前方への傾きを正し、狭くなった気道を広げる「両腕水平エクサ」です。

気道が通っている首から胸を横に傾けたりねじったりすることで、引っ張り合っている筋肉をゆるめて狭くなった気道を広げます。両腕水平エクサには、**A「体の傾斜を正すステップ」**と**B「体のねじれを正すステップ」**の2段階があります。

両腕水平エクササのやり方

Ⓐ 体の傾斜を正すステップ

❶両手と両ひじを鎖骨の高さに上げる

鎖骨の高さまで上げた両手と両ひじは、左右どちらかの肩が上がったり下がったりしないように、なるべく水平に保つのがポイントです。

❷ゆっくり体を横に傾ける

両手と両ひじが水平になった状態でいったん気持ちを落ち着けて、息を吐きながら自分の動かしやすい方向にゆっくりと上半身を横に傾けていきます。このとき、首や腕だけでなく、上半身全体を横に傾けてください。

❸体をできるだけ傾けたら横隔膜呼吸をする

できるだけ体を横に傾けたら（これ以上はちょっとキツイと感じる程度）、その位置でストップ。そのまま先ほどの横隔膜呼吸エクササの要領で横隔膜（みぞおち部分）のあたりから「フーッ」っと息をゆっくり吐いていき、息を吐ききったら、今度はゆっくりと息を吸っていきます。この横隔膜呼吸を3回くり返したら、ゆっくりと体を起こしましょう（これで1セット）。

❹反対側にも体を傾けて横隔膜呼吸をする

体を起こしたら、次に反対側にも体を傾けて、❶〜❸と同じ要領で横隔膜呼吸を3回くり返します（これで1セット）。このときも首や腕だけでなく、上半身全体を横に傾けてください。

❺3セットくり返して両腕を下ろす

以上、❶〜❹までを3セットくり返したら、両腕をぶらんと下ろしてリラックスしましょう。

両腕水平エクサ
体の傾斜を正すステップ

❶ 両手と両ひじを鎖骨の高さに上げる

鎖骨の高さまで上げた両手と両ひじは、できるだけ水平に保つ。

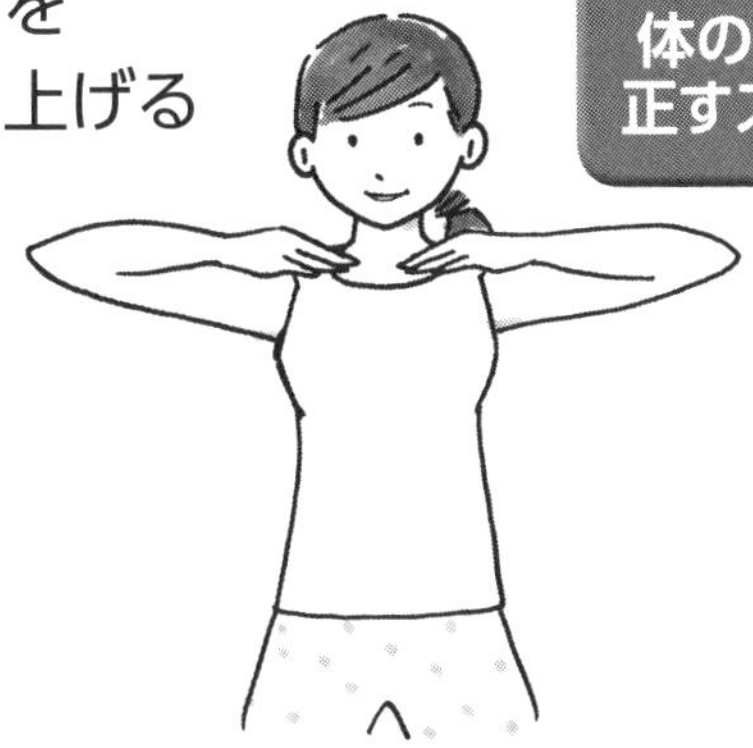

❷ ゆっくり体を横に傾ける

リラックスした状態で息を吐きながら自分の動かしやすい方向にゆっくりと上半身を横に傾けていく。

❸ 体をできるだけ傾けたら横隔膜呼吸をする

できるだけ体を横に傾けたら、横隔膜のあたりから息をゆっくり吐き、吐ききったら、今度はゆっくりと息を吸っていく。この横隔膜呼吸を３回くり返す。

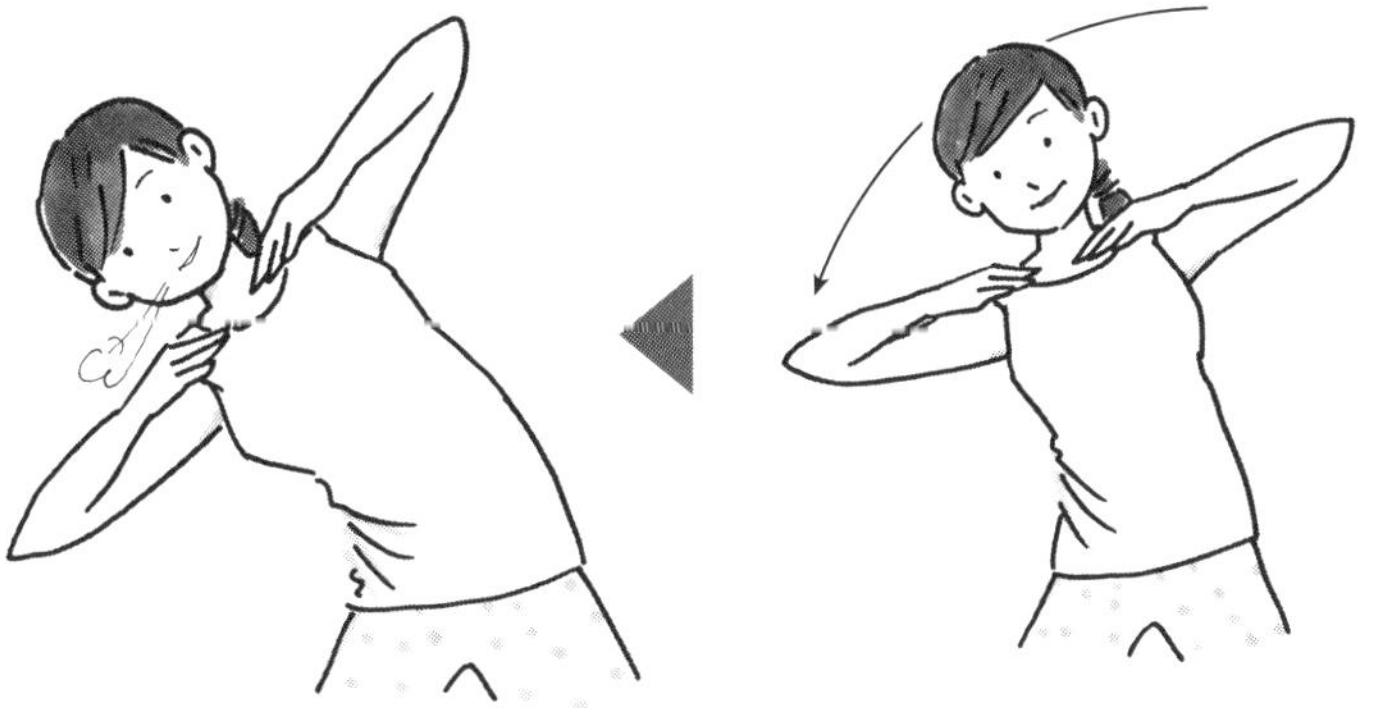

❹ 反対側にも体を傾けて横隔膜呼吸をする

体を起こしたら、反対側にも体を傾けて横隔膜呼吸を3回くり返す。

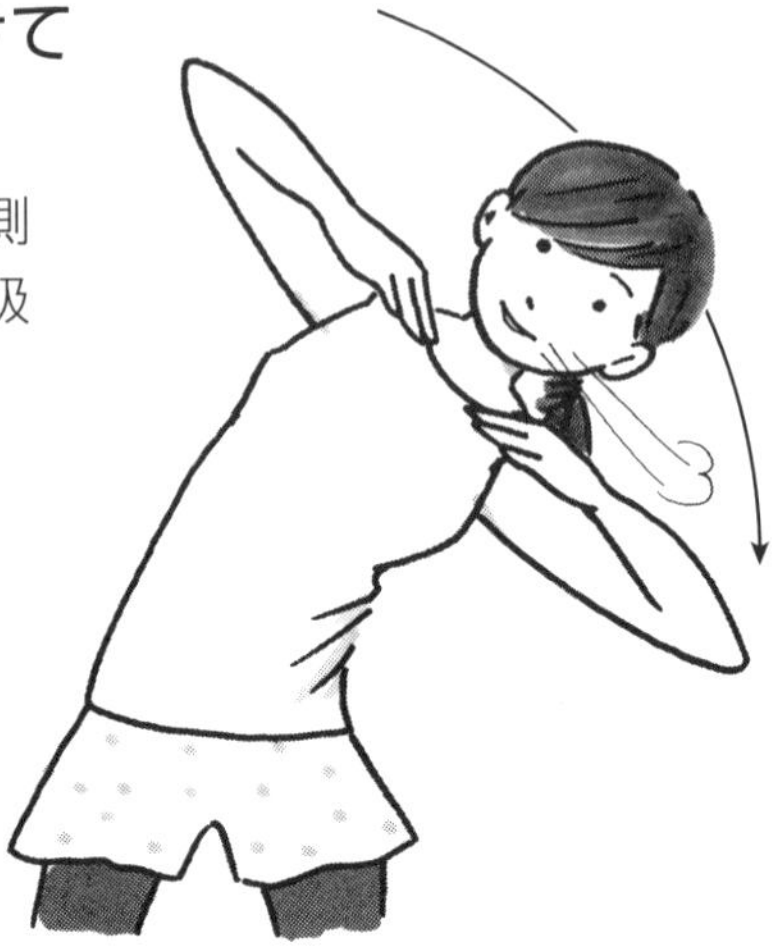

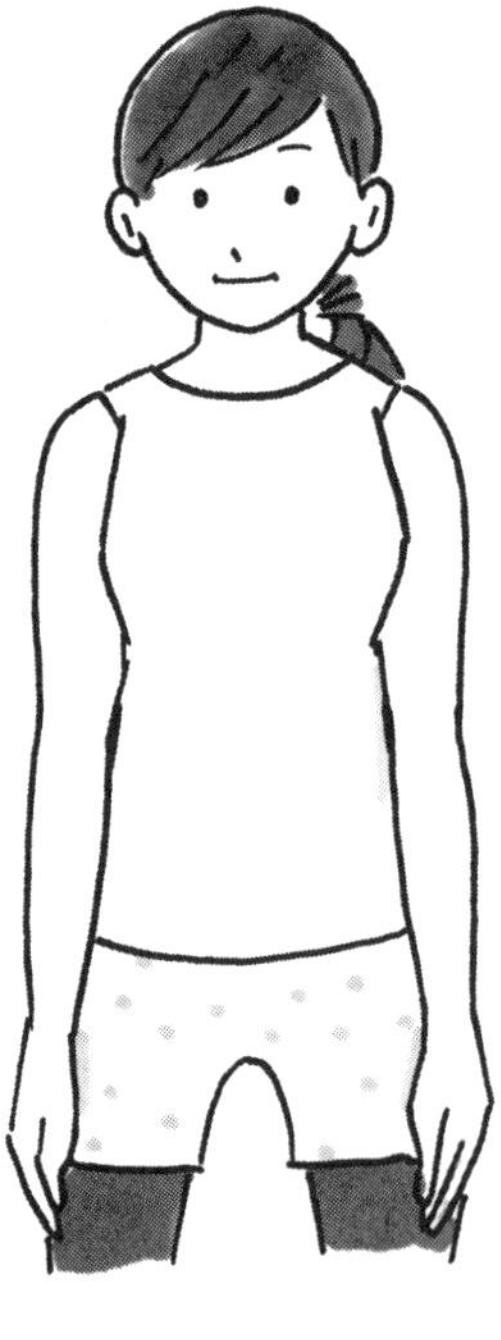

❺ 3セットくり返して両腕を下ろす

❶〜❹までを3セットくり返したら、両腕をぶらんと下ろしてリラックス。

Ⓑ 体のねじれを正すステップ

❶両手を水平にして体を横にねじる

両手と両ひじを鎖骨の高さにキープした状態で、息を吐きながら上半身をゆっくりと横にねじります。ねじる方向は、自分の動かしやすい方向でかまいません。この場合も首や腕だけをねじるのではなく、上半身全体をねじってください。

❷体をできるだけねじったら横隔膜呼吸をする

できるだけ体をねじったら（これ以上はちょっとキツイと感じる程度）、その位置でストップします。そのまま横隔膜呼吸エクササの要領で横隔膜（みぞおち部分）のあたりから「フーッ」っと息をゆっくり吐いていき、息を吐ききったら、今度はゆっくりと息を吸っていきます。横隔膜呼吸を3回くり返したら、ゆっくりと体を正面に戻しましょう（これで1セット）。

❸反対側にも体をねじって横隔膜呼吸をする

体を正面に戻したら、次に反対側にも体をねじり、❷と同じ要領で横隔膜呼吸を3回くり返します（これで1セット）。

❹3セットくり返して両腕を下ろす

以上、❶～❸までを3セットくり返したら、両腕をぶらんと下ろしてリラックスしましょう。

両腕水平エクサを毎日続けると、首から上半身にかけての傾斜やねじれが正されていき、気道も広がってまっすぐになります。私の治療センターで患者さんたちに試してもらうと、その場でも「さっきより息がしやすくなった！」と喜ばれることが多く、気道を広げる効果は確かだといえます。

両腕水平エクサ
体のねじれを正すステップ

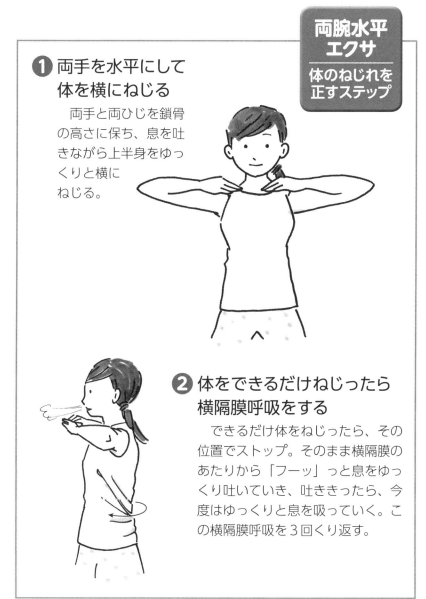

❶ 両手を水平にして体を横にねじる

　両手と両ひじを鎖骨の高さに保ち、息を吐きながら上半身をゆっくりと横にねじる。

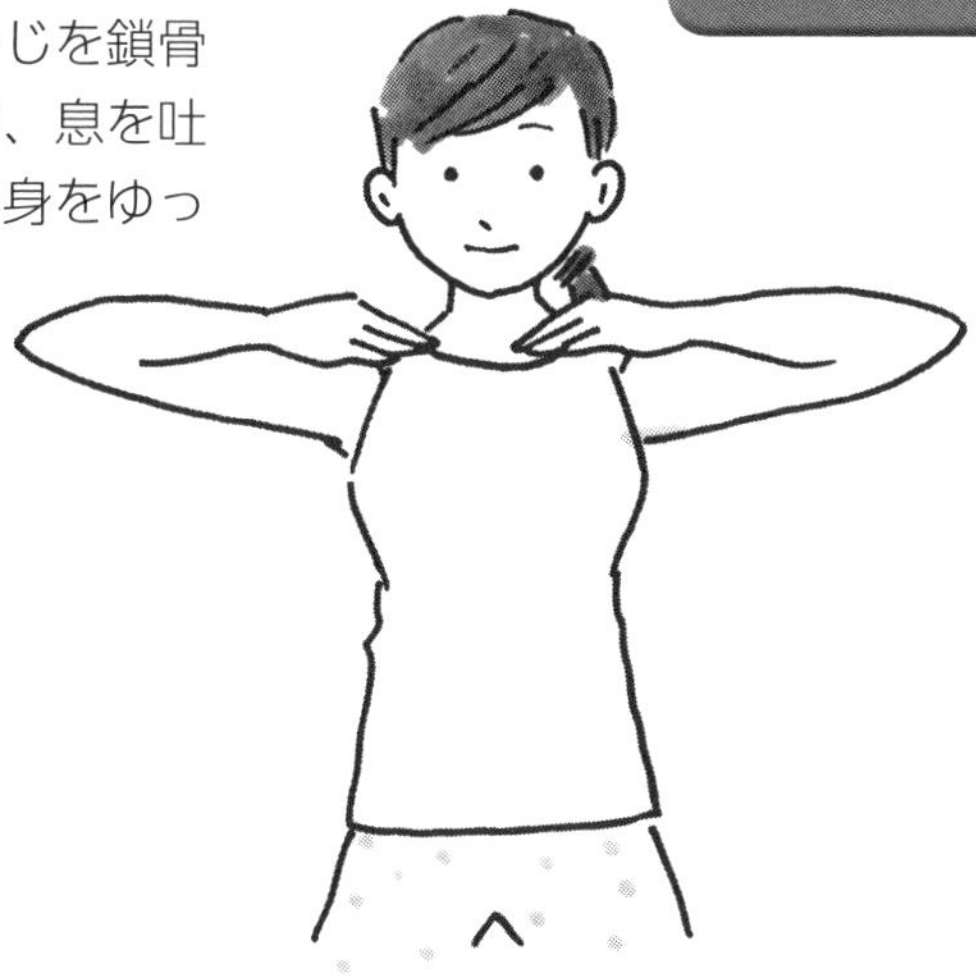

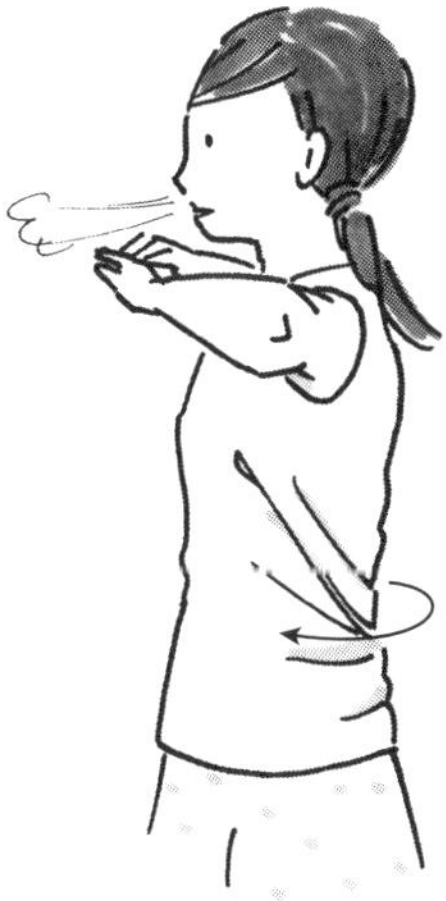

❷ 体をできるだけねじったら横隔膜呼吸をする

　できるだけ体をねじったら、その位置でストップ。そのまま横隔膜のあたりから「フーッ」っと息をゆっくり吐いていき、吐ききったら、今度はゆっくりと息を吸っていく。この横隔膜呼吸を3回くり返す。

❸ 反対側にも体をねじって横隔膜呼吸をする

体を正面に戻したら、反対側にも体をねじり、❷と同じ要領で横隔膜呼吸を３回くり返す。

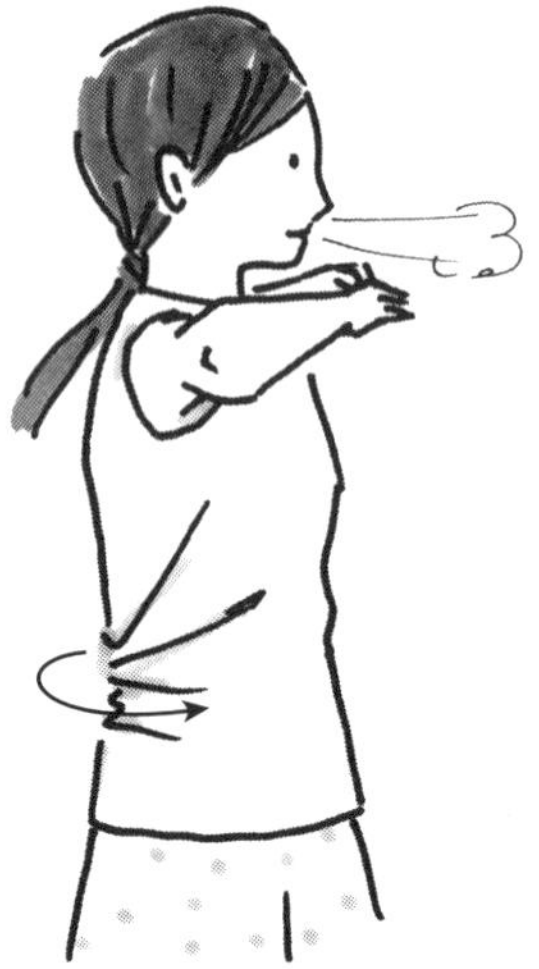

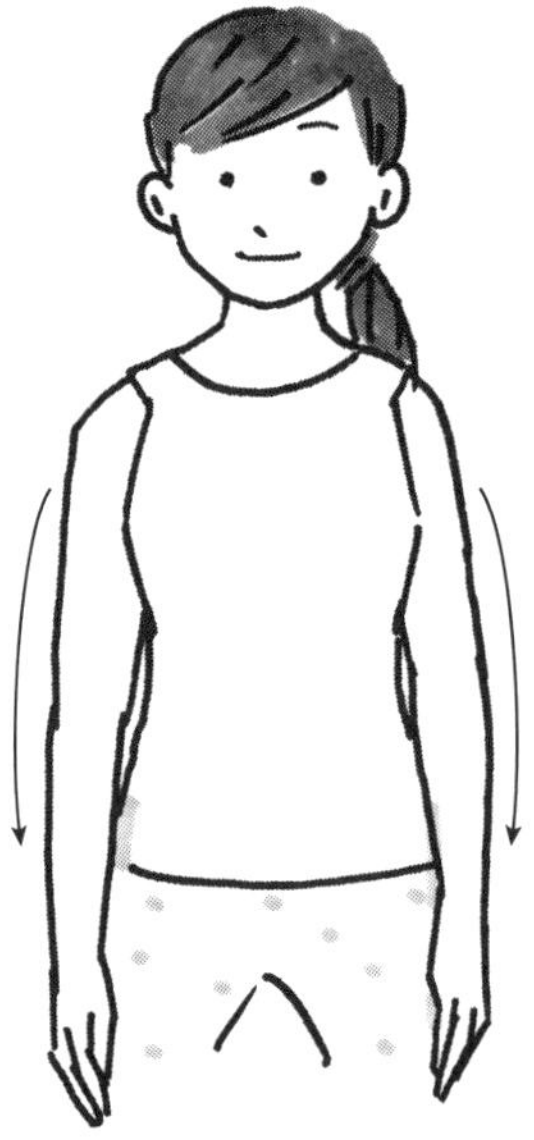

❹ ３セットくり返して両腕を下ろす

❶〜❸までを３セットくり返したら、両腕をぶらんと下ろしてリラックス。

●スイミングエクサ――首から胸の筋肉をほぐす

両腕水平エクサに慣れてきたら、今度は首や肩、胸などの筋肉を複合的に動かし、上半身の筋肉を柔軟にする体操に取り組んでみましょう。

ぜんそくの患者さんは、首や肩、胸の筋肉が硬くこわばっているのが大きな特徴です。これは緊張した筋肉どうしが引っ張り合うことで上半身に傾斜やねじれが生じ、さらに筋肉に過度の負担がかかっていることを示しています。

みなさんもふだんから首や肩にこり、張り、だるさなどを感じていませんか？　この状態ではせっかく両腕水平エクサを行っても、その効果が十分に発揮されません。そこで、首・肩・胸の筋肉を効率よくほぐす「スイミングエクサ」も併せて行ってください。首から胸が横へ斜めへと複雑に動くので、首や肩甲骨、胸まわりの筋肉に柔軟性が回復します。

スイミングエクサは、水泳の腕の動かし方をヒントに考案しました。第2章でお話ししたように、水泳教室に通いだしてからぜんそくが止まったという人も多く、正しいスイミングフォームには気道の傾きやねじれを正す働きがあるといえるでしょう。スイミングエクサにも**「エアクロール」**と**「エア背泳ぎ」**の２段階があります。

スイミングエクサのやり方

Ⓐ エアクロール

❶鎖骨の高さで両手を前に出す

両腕を前に伸ばしてスタートしますが、両手の位置に注意してください。この場合も両腕水平エクササと同じように、鎖骨の高さまで腕を上げて水平に保つのがポイントです。

❷クロールの要領で腕を動かす

鎖骨の高さでキープした腕を、クロールの要領で腕を左右交互に動かします。大切なのは、腕だけでなく体全体を使って大きくゆったりと腕を動かすこと。まず、片方のひじから肩にかけてできるだけ後ろに引き、上半身も横を向くようにします。

その後、引いた腕を大きく上げながら前に持ってきます。同時に、横に向けた上半身を正面に向くようにして❶の状態に戻ります。

❸反対側もクロールの要領で腕を動かす

❷と同様に、反対側の腕も上半身を横に向けながら動かします。これが基本動作になるので、❷と❸を左右交互に何回かくり返し、ゆったりとしたクロールの動きで硬くなった筋肉をゆるめましょう。

❹息継ぎの動作も加える

実際にクロールで泳ぐときは、息継ぎをしないとすぐにアップアップの状態になってしまいます。そこで、エアクロールでも息継ぎの動作を加えて、深い呼吸をリズミカルにくり返しましょう。

息継ぎの動作は、肩を後ろに引いたときは顔を横に向けて息を吸い込み、腕を前に戻すタイミングで顔も正面に向けて息を吐きます。このときも横隔膜呼吸を意識して行ってください。そして、右腕を上げたときは顔を右側に、左腕を上げたとき

スイミングエクサ
エアクロール

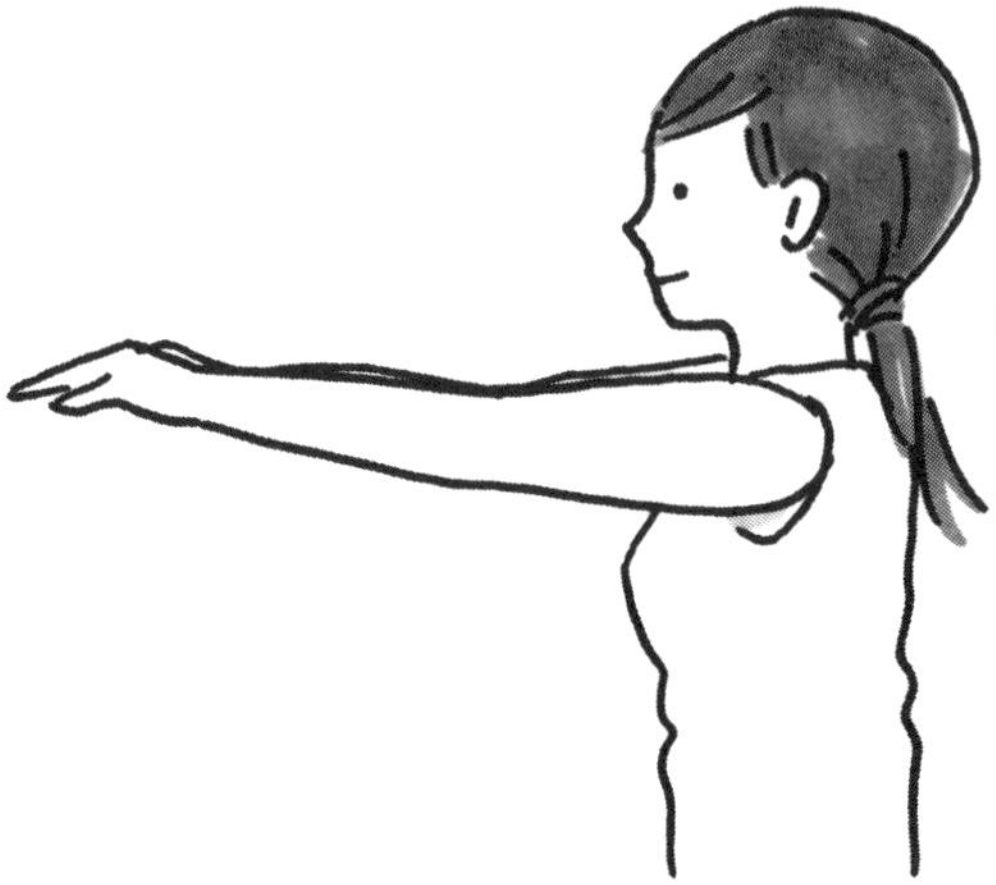

❶ 鎖骨の高さで両手を前に出す

両腕を前に伸ばし、鎖骨の高さまで腕を上げて水平に保つ。

❷ クロールの要領で腕を動かす

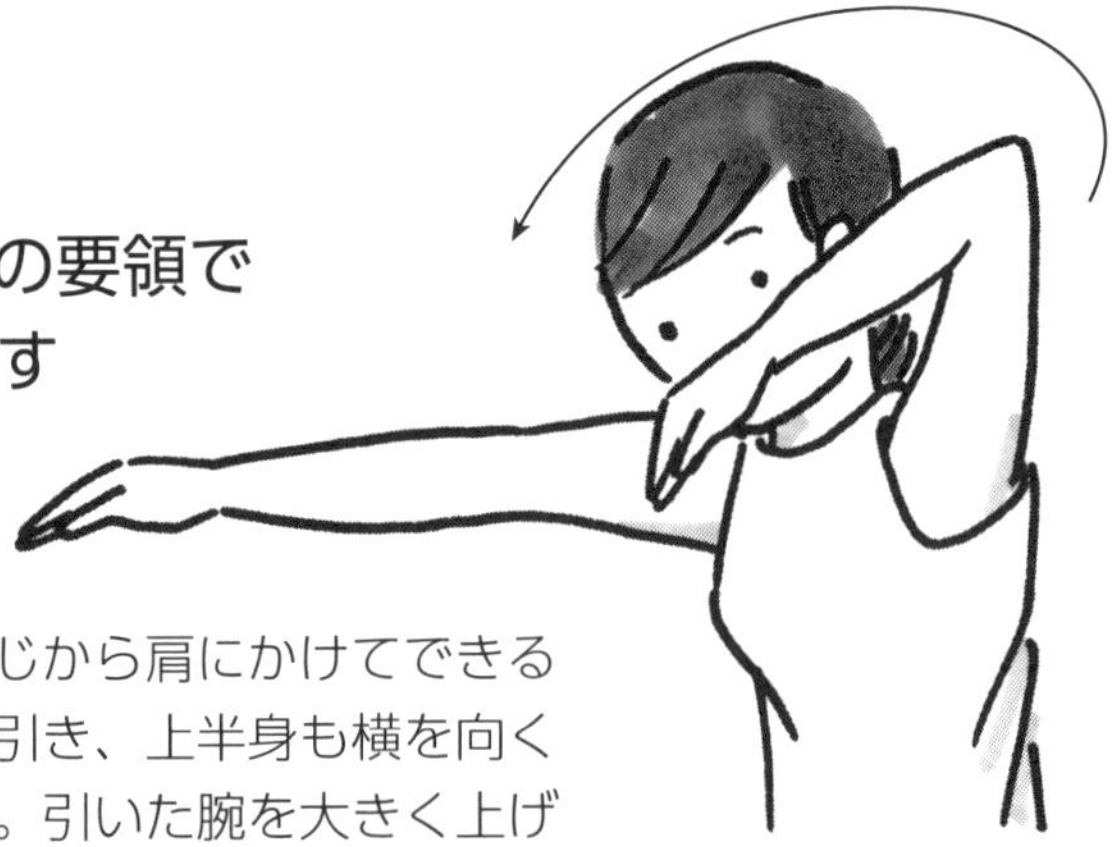

片方のひじから肩にかけてできるだけ後ろに引き、上半身も横を向くようにする。引いた腕を大きく上げながら前に持ってきて、同時に横に向けた上半身を正面に向くようにして❶の状態に戻る。

❸ 反対側もクロールの要領で腕を動かす

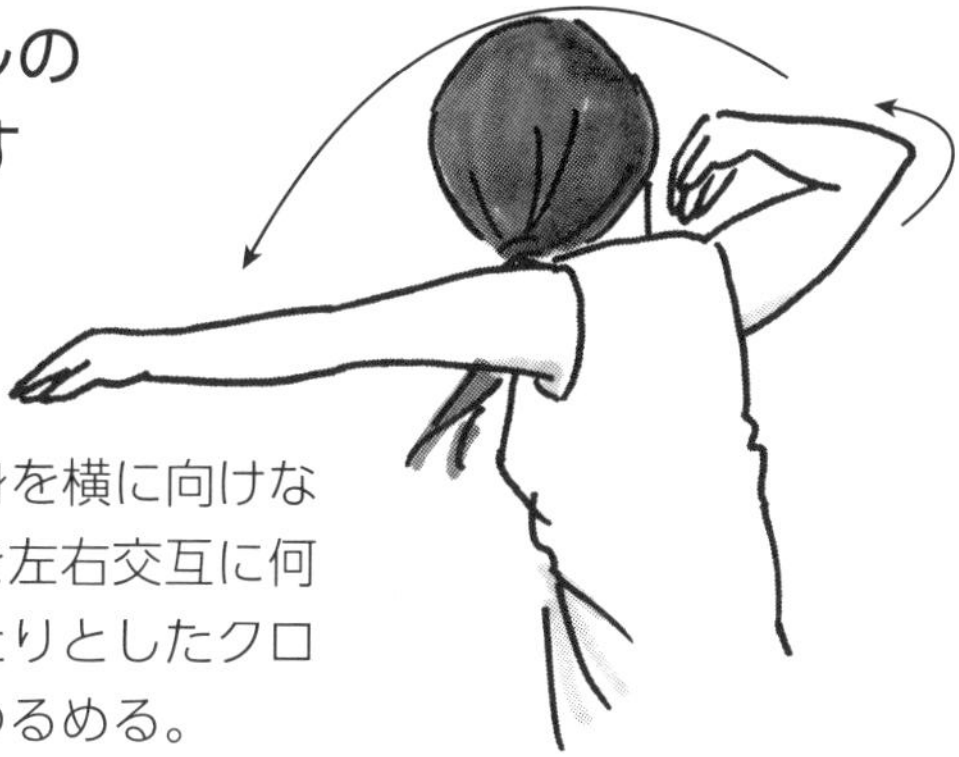

反対側の腕も上半身を横に向けながら動かす。❷と❸を左右交互に何回かくり返し、ゆったりとしたクロールの動きで筋肉をゆるめる。

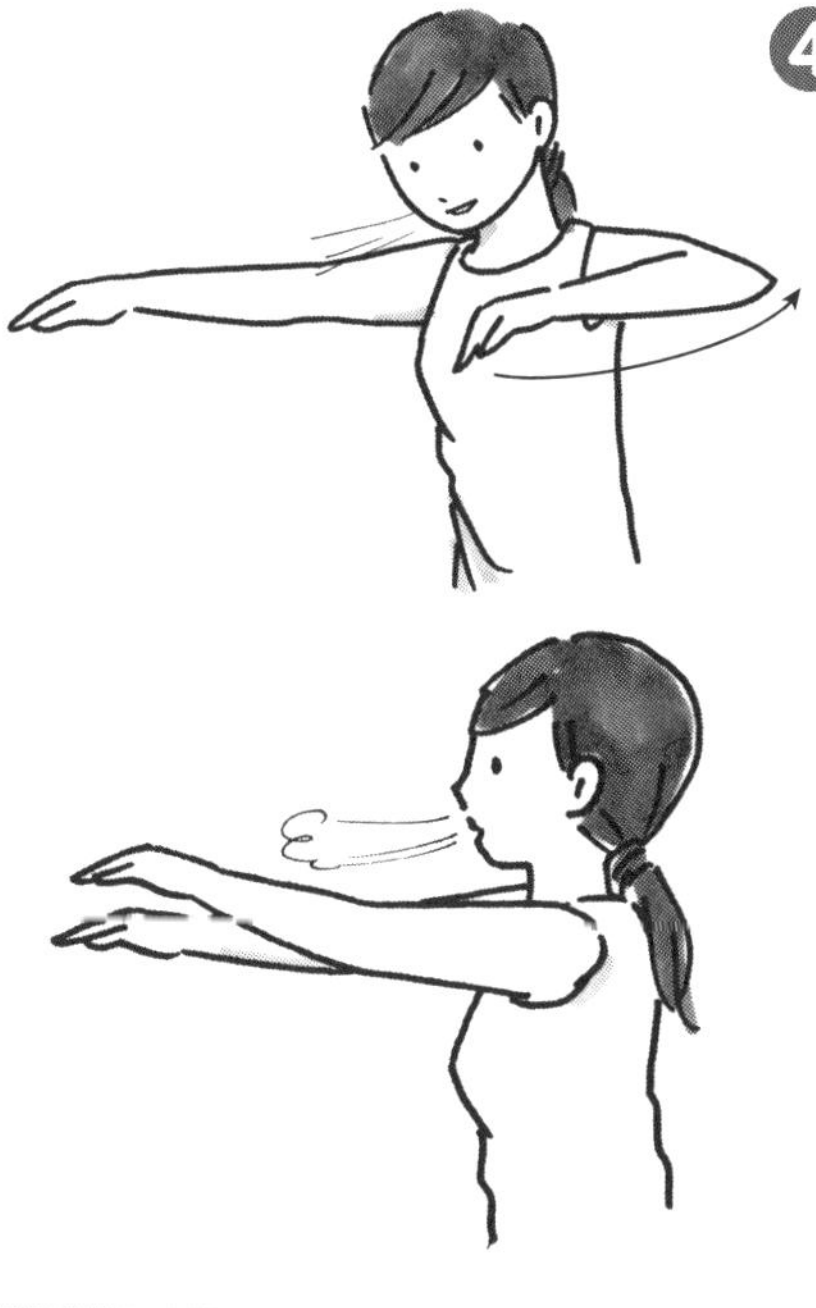

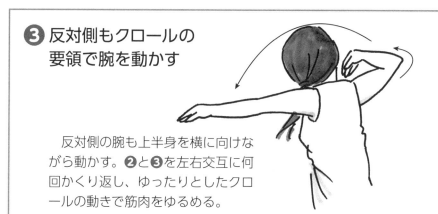

❹ 息継ぎの動作も加える

エアクロールでも息継ぎの動作を加えて、深い呼吸をリズミカルにくり返す。

息継ぎの動作は、肩を後ろに引いたときは顔を横に向けて息を吸い込み、腕を前に戻すタイミングで顔も正面に向けて息を吐く。右腕を上げたときは顔を右側に、左腕を上げたときは顔を左側にと、交互にくり返す。

エアクロールは、片腕で5回、両腕で合わせて10回が目安。

は顔を左側にと、交互にくり返します。

エアクロールは、片腕で5回、両腕で合わせて10回を目安に行いましょう。

B エア背泳ぎ

❶鎖骨の高さで両手を前に出す

今度は、前に出した腕を後ろに回す動きになり、ちょうど背泳ぎのようなイメージで行います。エア背泳ぎの場合もエアクロールと同様、両腕を前に伸ばして鎖骨の高さまで腕を上げてからスタートです。

❷肩を大きく後ろに引く

鎖骨の高さでキープした腕を、背泳ぎの要領で腕を左右交互に動かします。体全体を使い、ひじから肩を大きく後ろに引きながら腕を大きくゆったりと回しましょう。

このときに、上半身も横を向くようにします。その後、引いた腕を大きく下に回しながら前に持ってきます。同時に、横に向けた上半身が正面へ向くようにして❶の状態に戻していきます。

❸反対側も背泳ぎの要領で腕を動かす

❷と同様に、反対側の腕も上半身を横に向けながら動かします。

これが基本動作になるので、❷と❸を左右交互に何回かくり返し、ゆったりとした背泳ぎの動きで硬くなった筋肉をゆるめましょう。

❹息継ぎの動作も加える

息継ぎの動作は、腕を前から後ろへ回したときに、顔は横に向けて息を吸い込み、腕を後ろから前へ回すタイミングで顔を正面に向けて息を吐きます。腕を回すときは、肩から胸、首にかけて大きく動かし、息継ぎもやはり横隔膜呼吸で行いましょう。そして、右腕を上げたときは顔を右側に、左腕を上げたときは顔を左側にと、交互にくり返します。

エア背泳ぎも、片腕で5回、両腕で合わせて10回を目安に行います。

エア背泳ぎには、肩甲骨を後ろに引いて胸を開く動きが入っているので、ネコ背を改善する効果もあります。

スイミングエクサ
エア背泳ぎ

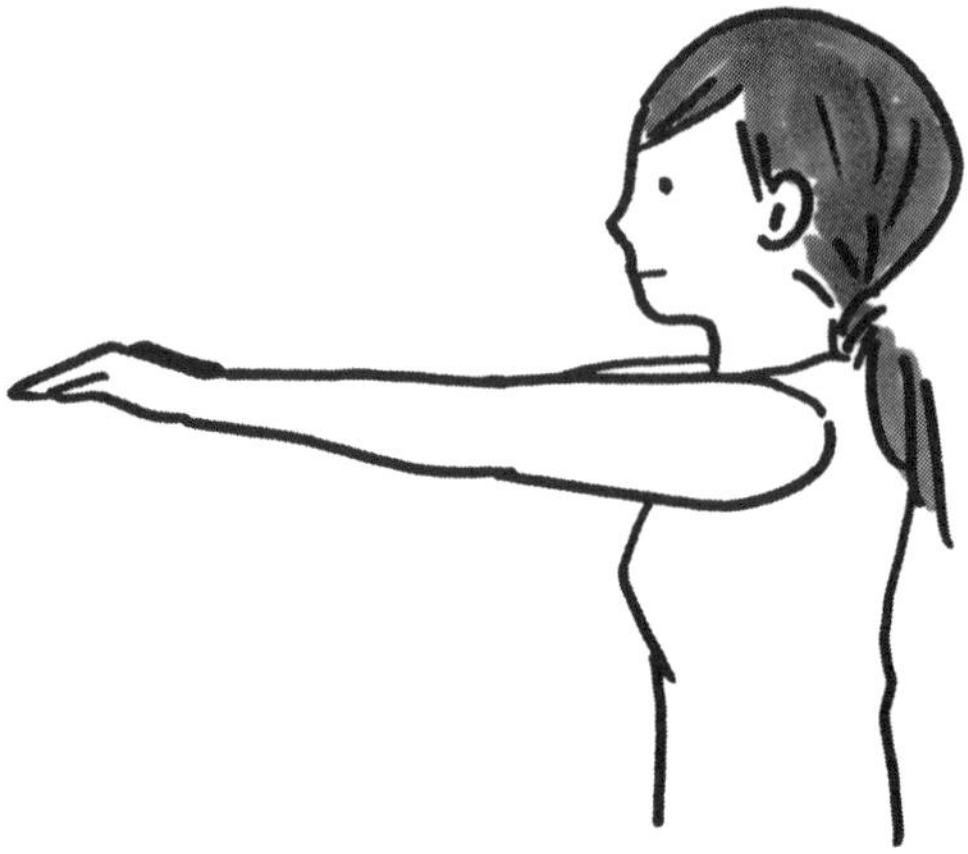

❶ 鎖骨の高さで両手を前に出す

両腕を前に伸ばして鎖骨の高さまで腕を上げてからスタート。

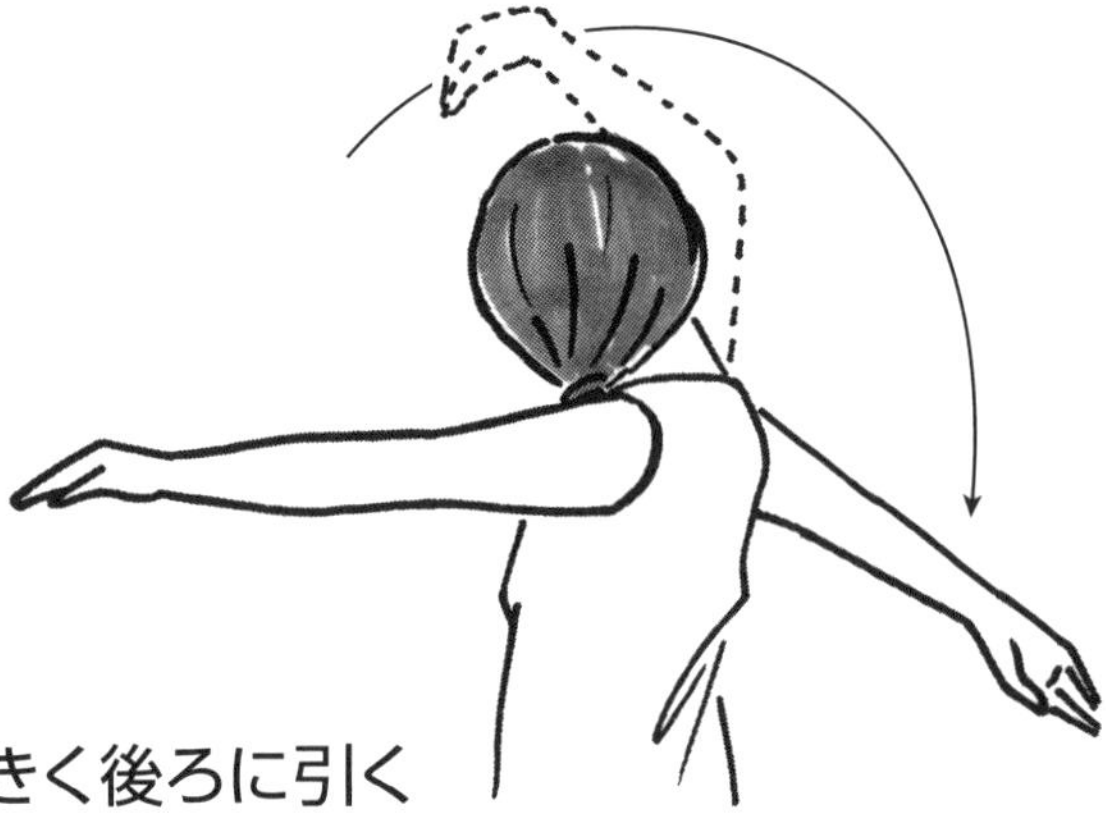

❷ 肩を大きく後ろに引く

背泳ぎの要領で腕を左右交互に動かす。ひじから肩を大きく後ろに引きながら腕を大きくゆったりと回す。腕を回しながら上半身も横を向き、引いた腕を大きく下に回しながら前に持っていく。同時に、横に向けた上半身を正面に向ける。

❸ 反対側も背泳ぎの要領で腕を動かす

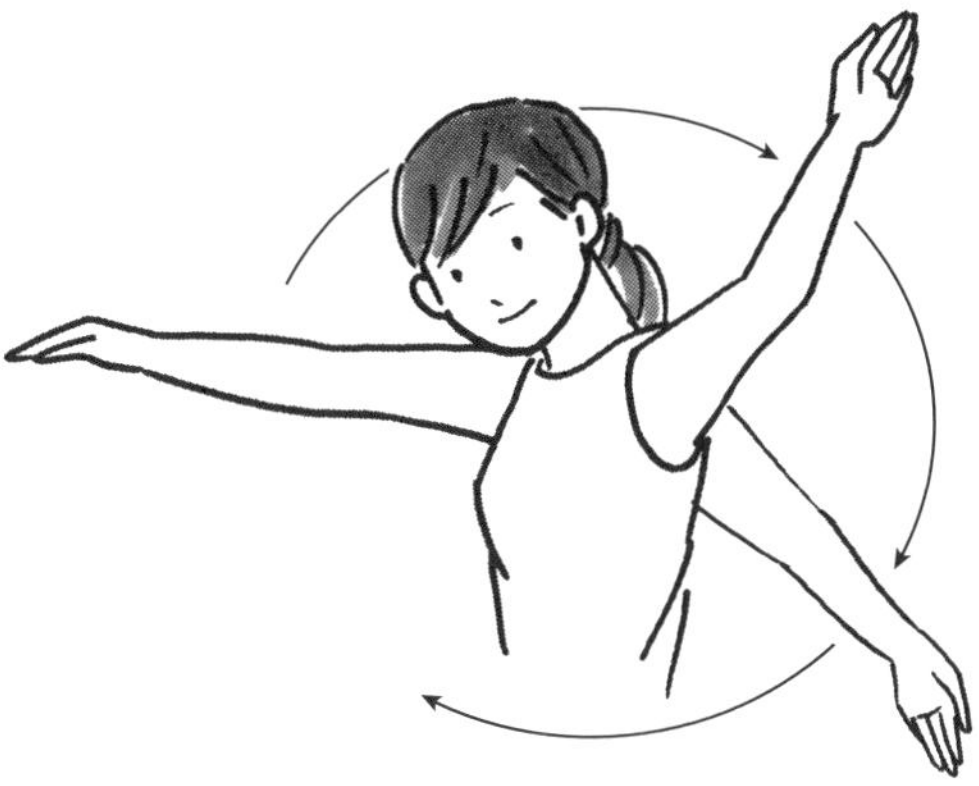

反対側の腕も上半身を横に向けながら動かす。❷と❸を左右交互に何回かくり返し、ゆったりとした背泳ぎの動きで硬くなった筋肉をゆるめていく。

❹ 息継ぎの動作も加える

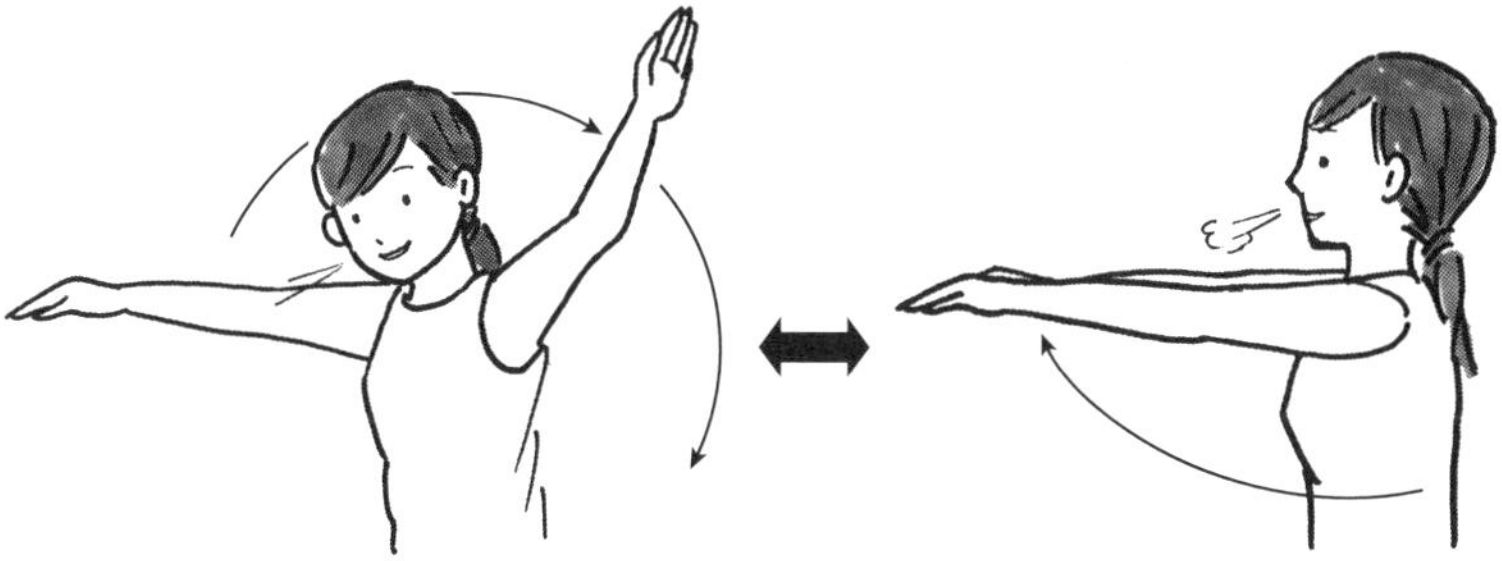

息継ぎの動作は、腕を前から後ろへ回したときに、顔は横に向けて息を吸い込み、腕を後ろから前へ回すタイミングで顔を正面に向けて息を吐く。腕を回すときは、肩から胸、首にかけて大きく動かし、息継ぎも横隔膜呼吸で行う。片腕で5回、両腕で合わせて10回を目安に行う。

●寝たまま横隔膜呼吸エクサ――就寝時の呼吸をらくにする

最後に紹介する「寝たまま横隔膜呼吸エクサ」は、その名のとおり、あお向けに寝た姿勢で横隔膜呼吸を行います。

ぜんそくの患者さんは、深夜から明け方に息苦しくなりやすいので、夜もグッスリ眠れず、疲れを持ち越したまま朝を迎えることが多いようです。そんな悩みを持つ患者さんたちに、1日のスタートを少しでも順調に切ってもらおうと考案したのが、就寝前や起床時に行う「寝たまま横隔膜呼吸エクサ」です。

寝たまま横隔膜呼吸エクサは、最初に紹介した横隔膜呼吸エクサの応用編です。自然な呼吸のリズムを体に覚えさせて、空気をしっかり出し入れするのが目的になります。新鮮な空気を取り込んで体がリラックスすると、就寝中は睡眠の質がよくなり、朝も爽快な気分で目覚めることができるでしょう。

寝たまま横隔膜呼吸エクサのやり方

❶あお向けに寝て両ひざを立てる

寝たまま横隔膜呼吸エクサは、あおむけに寝て、両ひざを立てた状態で行います。というのも、足をまっすぐに伸ばしたままでは、腰まわりや背中がピンと伸びて筋肉もゆるみにくくなるからです。みなさんも両ひざを立てたほうが体もリラックスして、呼吸しやすくなることがわかりますよね。

❷肋骨の下の位置に両手を置く

あおむけで両ひざを立てたら、あとは最初に紹介した横隔膜呼吸エクサとやり方は同じです。肋骨の下（横隔膜がある付近）に両手を置いたら、横隔膜（みぞおち部分）から空気が出入りしている様子をイメージしましょう。

❸最初に息を吐く

両手を肋骨の下に当てたまま、まずは「フー」っと大きく息を吐いてください。

新しい空気を吸い込むには、肺の中の古い空気を吐き出すことが大切です。前にも述べたように、自然な「呼吸」とは文字の順番通り、息を吐く（呼）が先で、息を吸う（吸）が後です。

❹両手を開きながら息を吸う

❸で息を大きく吐けば、自然に息が吸い込まれます。このときに肋骨の下に置いた両手を後ろに引くと、肺を囲んでいる肋骨（胸郭）も広がりやすくなり、息が深く吸えるようになります。

ゆったりとしたリズムで、10回を目安にくり返してください。

寝たまま横隔膜呼吸エクササを就寝前や起床時に布団の中で行うと、スーッと体から緊張や疲れが抜けて、セキ込まずに安眠できたという人や、気持ちよく起床できるようになったという人もいます。また、就寝中にセキが出はじめたときも、布団の中で寝たまま横隔膜呼吸エクササを試すとセキが鎮まりやすくなるでしょう。

まずは気持ちを落ち着けて、息を「フー」っと大きく吐く、この原則を忘れない

寝たまま横隔膜呼吸エクサ

❶ あお向けに寝て両ひざを立てる

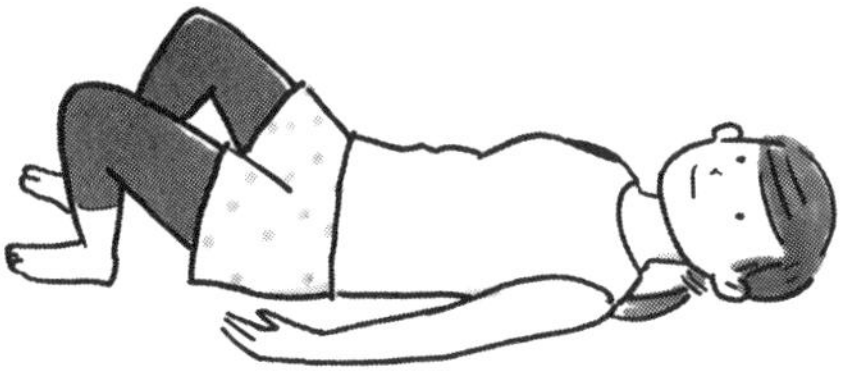

あお向けに寝たら、両ひざを立ててリラックスする。

❷ 肋骨の下の位置に両手を置く

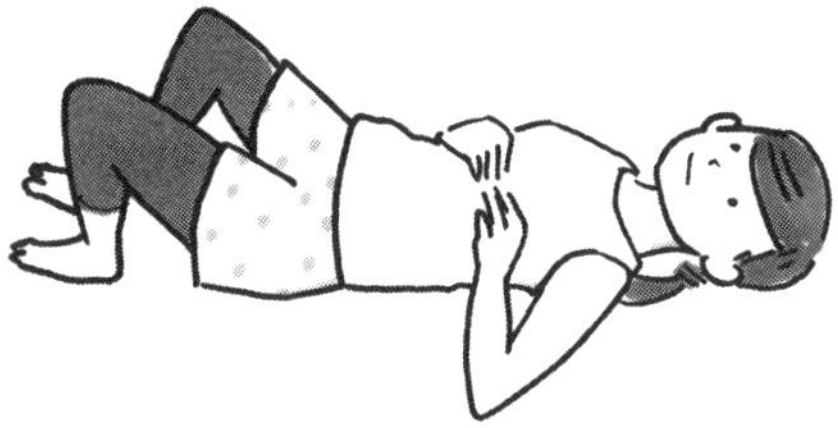

肋骨の下に両手を置いたら、横隔膜から空気が出入りしている様子をイメージしながら横隔膜呼吸を始める。

❸ 最初に息を吐く

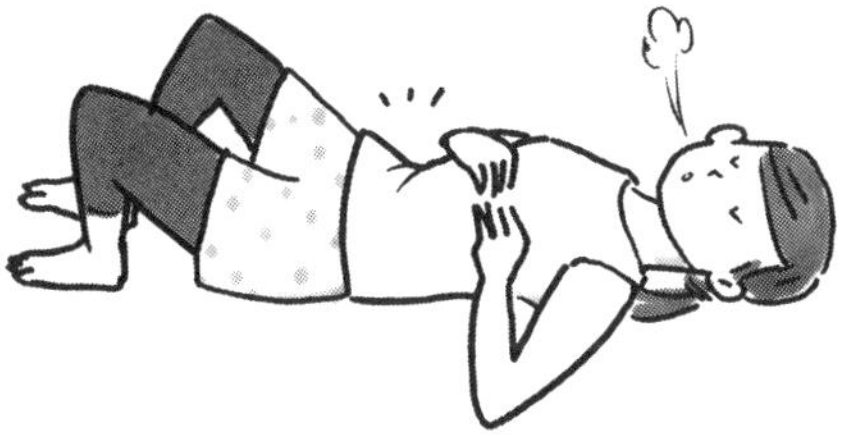

両手を肋骨の下に当てたまま、「フー」っと大きく息を吐き、肺の中の古い空気を吐き出す。

❹ 両手を開きながら息を吸う

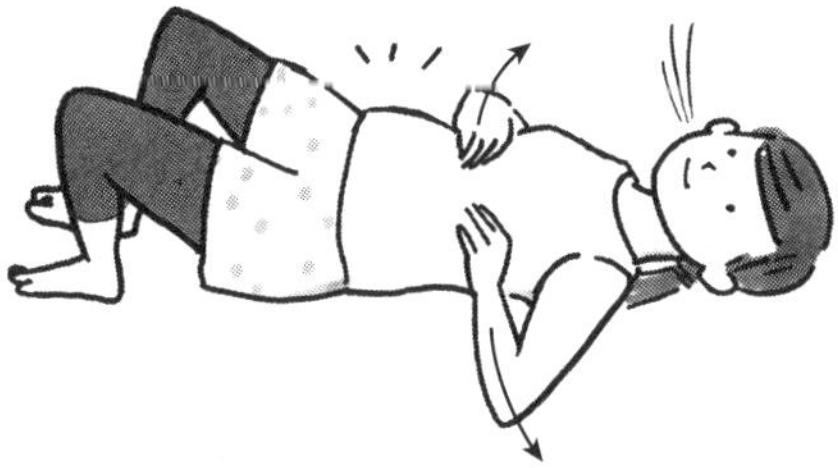

息を吸い込みながら肋骨の下に置いた両手を後ろに引く。ゆったりとしたリズムで、10回を目安にくり返す。

でください。

さて、ここまで4種類のぜんそく改善エクササイズを紹介してきましたが、難しい体操は一つもないですよね。私の治療センターの患者さんたちも毎日続けることができるので、「呼吸がとてもらくです」「夜もよく眠れています」「薬の量が減りました」といった感想を口々に述べてくれます。

自然な呼吸法を身につければ気道が広がり、セキも鎮まりやすくなるものです。このことを自分の体で一度でも実感すれば、そのうちに意識しなくても正しい呼吸ができるようになります。少しでも息苦しさを感じたら横隔膜呼吸エクサ、家事や仕事のあいまに時間があけば両腕水平エクサ、またはスイミングエクサ、就寝前と起床時に寝たまま横隔膜呼吸エクサ、といったように、自分のやりやすい組み合わせとペースで、ぜんそく改善エクササイズに取り組んでください。

首や肩のこり、背中の張りなども同時に改善できるので、簡単なストレッチやヨガに取り組むつもりで試すといいでしょう。

第4章

このひと工夫でエクササイズの**効果がアップ！**

体操は4種類だけ行えば十分！

前章で紹介したぜんそく改善エクササイズを早速試した人も多いかと思いますが、いかがでしたか？　最初の横隔膜呼吸エクサを試し、みぞおちのあたりから深く呼吸をしただけでも、みなさんがいつも行っている呼吸とは、「呼吸の質」が違うことに気づいたのではないでしょうか。

気道が開いて空気もしっかりと出入りしている、この感覚に気づいただけでも大きな前進です。さらに、両腕水平エクサやスイミングエクサで上半身を起こして姿勢を正せば、気道が広がってより呼吸しやすくなることも体感できたでしょう。

一方、ぜんそく改善エクササイズは４種類だけなので、たったこれだけの体操で本当にぜんそくが改善するのかと疑問に思った人がいるかもしれません。しかし、ぜんそくを改善するには「呼吸」と「姿勢」、この二つの習慣を変えていく必要があり、それには、ぜんそく改善エクササイズの４種類をくり返し行うだけで、その目的は十分に達成できます。

もし、あれやこれやと何種類も体操を行わなければいけないのなら、おそらく1カ月後にはほとんどの人が途中で放棄して、「やはりぜんそくは治らないのか……」とあきらめモードに入っていることでしょう。

私の患者さんの多くが、ぜんそく改善エクササイズを1カ月、3カ月、半年、1年……と継続し、「先生、近ごろは本当に呼吸がらくになりました」「ぜんそくの薬を減らせたので、うれしくて報告に来ました」などと話すのは、エクササイズが小難しくなく、毎日取り組みやすかったからだと思います。

ですから、みなさんも先輩の患者さんや私の言葉を信じて、ぜんそく改善エクササイズを続けてください。日々の努力は、けっしてみなさんの期待を裏切りません。

もっとも、長く続けているうちには、「今、自分は無駄な努力をしていないだろうか？」「間違ったやり方で続けているのでは？」「ぜんそく改善エクササイズのほかに、日常生活ではどのようなポイントに注意すればいいの？」などと不安や疑問を感じることもあるでしょう。私がエクササイズを指導した患者さんたちからも、そのような質問を投げかけられました。

そこで、これまでに患者さんから受けた質問の中で特に多かったものを取り上げ、それぞれの質問に対する私のアドバイスを紹介します。ぜんそくで悩んでいるみなさんにとっては、どの質問もいずれ一度は気にかかってくることなので、今のうちに不安や疑問を払拭しておきましょう。

ぜんそく改善エクササイズのやり方について

Q1 毎日ぜんそく改善エクササイズを行っていますが、大きな変化が見られません。何か注意するポイントはあるでしょうか?

A.　エクササイズのポイントの一つめは、最初に姿勢を正してから取り組み、ふだんの生活でもネコ背にならないように注意すること。

そして二つめのポイントは、気を張らずにリラックスして行うことです。

このエクササイズは、筋肉を強化するためのトレーニングではありません。むしろ、その逆で、緊張して硬くなった筋肉をゆるめることが目的です。一生懸命やるというよりは、家事や仕事のあいまに息抜きをするつもりで取り組み、首や肩の力もできるだけ抜いて、ゆったりとした気分で行ってください。

また、ふだん歩いているときや仕事をしているときも、自分の呼吸を確かめるように習慣づけ、横隔膜を使って呼吸してみてください。しばらくの間は体の変化に気づきにくいかもしれませんが、あるとき急に「そういえば以前に比べて息が吸いやすくなった！」「前より声が出しやすい！」「呼吸のリズムが安定している！」「首や肩のこりが軽くなった！」など、ささいな体の変化に気づくはずです。その小さな気づきの積み重ねが、ぜんそくの改善につながっていくのです。

Q2 エクササイズで呼吸をするときは、口と鼻のどちらで呼吸をしたほうがいいのですか？

A. 本来、自然な呼吸は鼻で行いますが、鼻からの空気の出入りを意識してしまうと、首や肩の筋肉が緊張しやすくなります。したがって、**鼻呼吸であるか口呼吸であるかを気にする必要はありません。**

それよりも、横隔膜があるみぞおちあたりで直接、空気が出入りしていることをイメージしましょう。そうすることで鼻呼吸や口呼吸から意識がそれて、首や肩の力が抜けやすくなります。この横隔膜呼吸を無意識に行っている状態が、みなさんにとって自然な呼吸法になるわけです。

Q3 「横隔膜を意識して呼吸する」の具体的なイメージがつかめません。横隔膜のどのような動きを思い浮かべればいいのでしょうか?

A. 横隔膜の動きを意識するというより、**「みぞおちのあたりから呼吸に合わせて直接、空気が出入りしているようすをイメージする」**といったほうがわかりやすかったかもしれませんね。

横隔膜呼吸では、息を吸うときに横隔膜が下がり、息を吐くときに横隔膜が上がります。この動きを変に意識しすぎると鎖骨や肩が上がって、首の周囲の筋肉も知らず知らずのうちに緊張しやすくなってしまいます。

むしろ、空気の出入りをイメージするほうが、自然な呼吸の状態に近づき、気持ちも落ち着きやすくなります。それともう一つ、**「最初に息を吐くこと」。息を吸うことより吐くことに意識を向ける**ことも忘れないでください。

Q4 腹式呼吸では「息を吐くときにお腹をへこませて、息を吸うときにお腹をふくらませる」とよくいわれていますが、横隔膜呼吸でも同じことを意識したほうがいいでしょうか？

A. お腹をへこませたり、ふくらませたりたりするのを意識しすぎると、本来は呼吸に必要のない筋肉まで使うことになります。そうすると、かえって不自然な呼吸になってしまうので、**お腹をへこませたりふくらませたりすることを意識する必要はありません。**

くり返しになりますが、**「みぞおちのあたりから直接、空気が出入りしている状態をイメージすること」**、そして**「最初に息を吐くこと」**、この2点だけを守って呼吸すれば筋肉の緊張がゆるみ、気道も広がりやすくなります。

Q5 横隔膜呼吸エクササで、息を吸いながら両ひじを後ろに引くときは、どの程度の力で引けばいいでしょうか。

A. あまり力を入れずに、**ひじを軽く後ろに引く程度でOKです。** 首や肩の力をできるだけ抜いて筋肉をゆるめ、リラックスしながら行います。

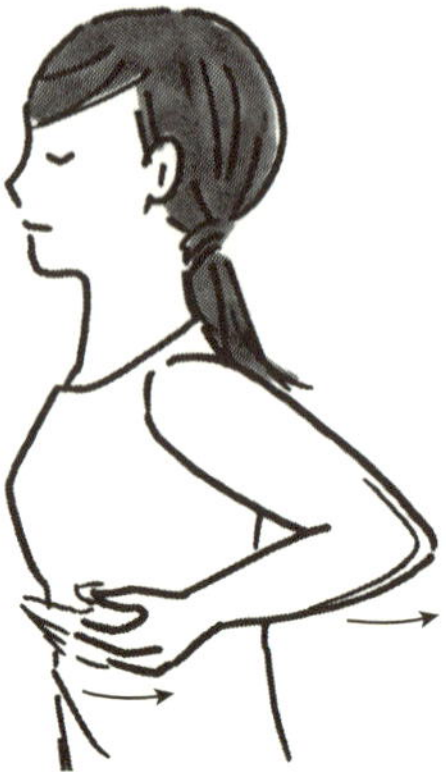

ひじにグッと力を入れて限界まで引いてしまうと、首やのどの筋肉が硬くなって気道が締めつけられてしまうのでご注意ください。

Q6

両腕水平エクサで体を横にひねるとき、腰から下はどの方向に向ければいいのでしょうか?

A. 爪先は正面に向けて、ひざから上を横にひねる感じで行ってください。こうすると体全体がより自然で滑らかな動きになり、筋肉の緊張もゆるみやすくなります。つまり、下からいえば、**ひざ・腰・肩をそれぞれ同じ方向にひねる**イメージです。

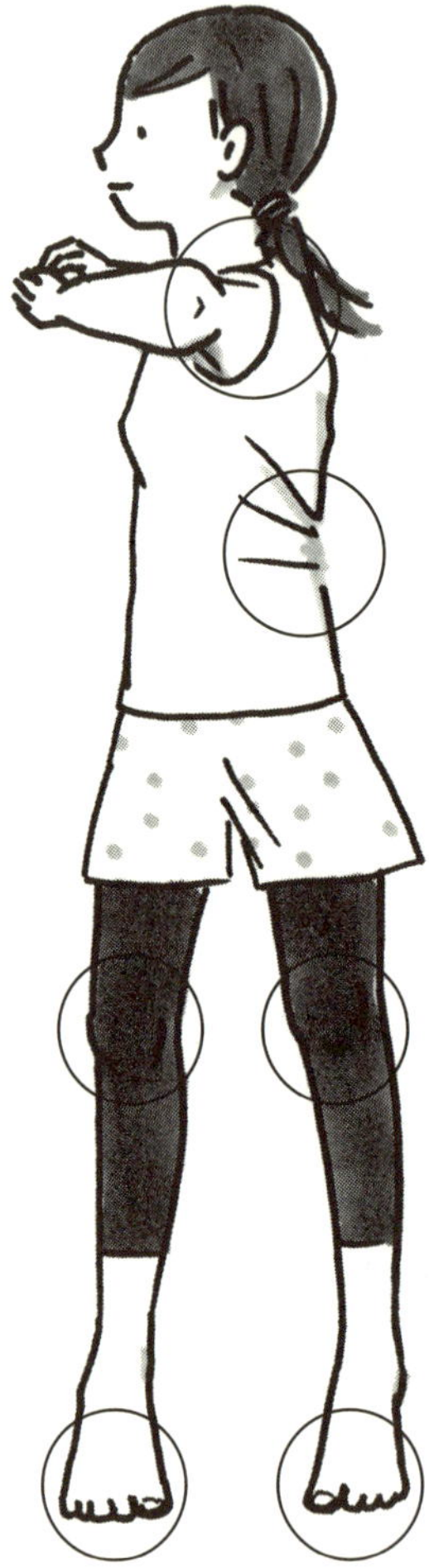

Q7 スイミングエクササで動かすのは、上半身だけでしょうか？ それとも腰から下も上半身と連動させて動かしたほうがいいのでしょうか？

A. Q６と同じように、スイミングエクササも全身を連動させて、自然で滑らかな動作になるように行います。具体的にいえば、**①爪先は正面に向けたまま固定する、②ひざから腰は横にひねる、③顔と上半身は横を向く。これを同時に進行させる動き**になります。

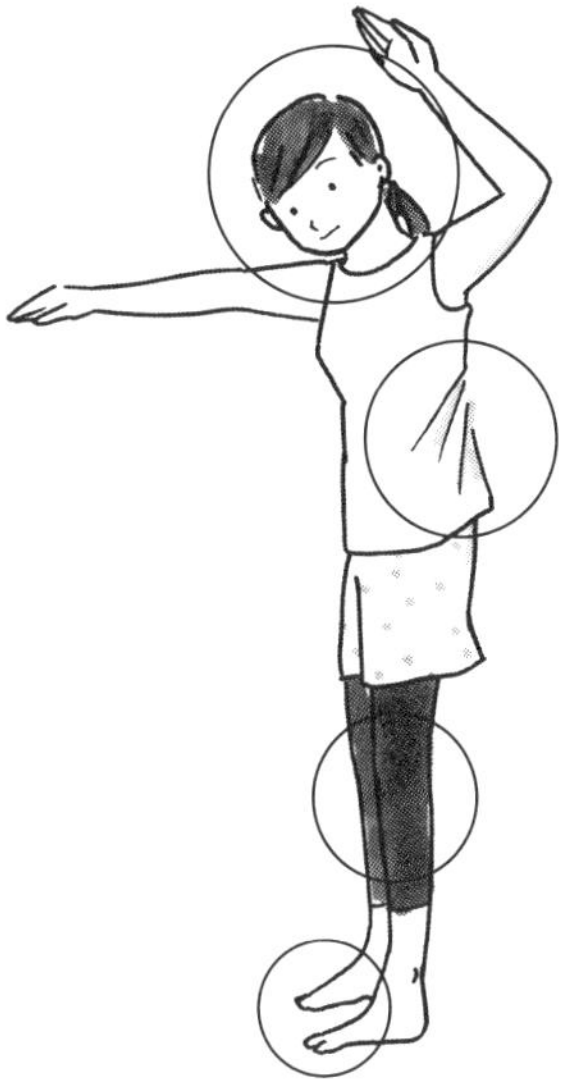

Q8 エアクロールとエア背泳ぎを行うとき、指先からひじまでピンとまっすぐに伸ばしたまま腕を回すのでしょうか？

A. あまり力を入れず、肩を軽く後ろに引くイメージです。ただし、**腕を回すときは、外側に張り出したひじ先を、両肩の高さより少し上げた状態で腕を回してください。**こうすると、肩甲骨や背中の筋肉が大きく動き、上半身がほぐれて気道も広がります。

ちなみに、まっすぐに立って両腕を天井に向けて上げたとき、どちらか片方の腕と顔の間にすきまができる場合は、体にゆがみが生じていたり、体の左右で筋肉の硬さに差があることを意味しています。しかし、エアクロールやエア背泳ぎを続けていると、体のゆがみや筋肉の硬さも取れてくるので、少しずつ両腕と顔の間のすきまもなくなり、両腕が顔につくようになるでしょう。

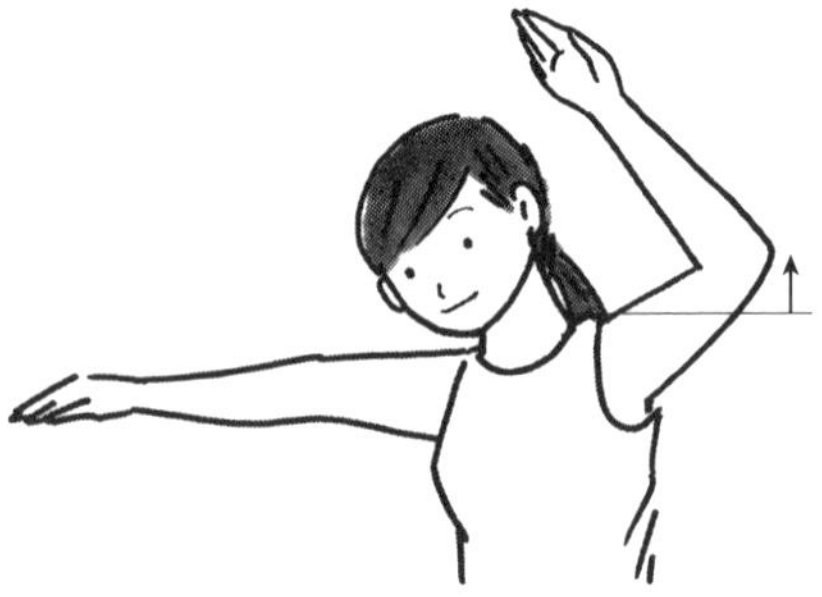

Q9 早くぜんそくを治したいという気持ちにせかされて、エクササイズを1日に10回以上行うこともあるのですが、やりすぎは問題でしょうか?

A. 「ぜんそくから早く解放されたい」という気持ちはわかりますが、結果をあせる気持ちはストレスになります。すると、自分でも気づかぬうちに首や背中の筋肉が緊張して、呼吸も不自然になってしまいます。

ぜんそく改善エクササイズは、修行のように自分に課す体操ではないので、思いついたときに気分転換として行う程度でけっこうです。

忙しくて時間がないときは、横隔膜呼吸エクササだけ、あるいは、首や肩がこっている場合はスイミングエクササだけでもかまいません。その日の気分しだいでエクササイズの種類や回数も適度に変えてください。もちろん、エクササイズを行うと体調がよく、もっと続けたい気分なら5回でも10回でもいいでしょう。

なお、エクササイズの効果の現れ方は、その人のぜんそくの程度や体のゆがみ具合、筋肉の緊張の度合いなどによって個人差があり、天候や気温、日常生活の影響も受けます。１日１００回も出ていたセキが、すぐに50回まで半減したり、セキが全く止まったりするものではありません。

私の患者さんのケースでも、１００回が90回に微減したり、ときには１１０回に増えたり、何カ月も80～１１０回で続いていたのが、あるときから50回に減っていたりと、その変化は不規則で効果が現れるまで半年以上かかる場合もあります。

しかし、数カ月ほど続けているうちに、かすかな改善の兆しに気づく瞬間が必ず訪れるので、その気づきがあるまでは１日１回の日があってもいいので、毎日続けてくださいね。

ぜんそく改善エクササイズが適応する症状

Q1 アスピリンぜんそくの疑いもあるといわれています。アスピリンぜんそくの場合でもエクササイズは効果が期待できるのでしょうか？

A. アスピリンぜんそくは、アスピリンなどの非ステロイド系の抗炎症剤に対してアレルギー（過剰反応）を起こすのが原因といわれています。

ぜんそく改善エクササイズを行うことでアレルギー反応が直接的に抑えられるわけではありませんが、**首から上胸部の筋肉をゆるめる働きがあるので、呼吸はしやすくなります。**アスピリンぜんそくの患者さんにエクササイズを指導したことは数例しかありませんが、その人たちに限っていえば、以前よりセキが鎮まりやすくなっているという報告を受けています。

また、上半身の筋肉の緊張がゆるむと、自律神経（意志とは無関係に内臓や血管の働きを支配する神経）の働きも安定するので、アレルギー症状が出にくくなる可能性はあります。最終的には、一定期間、エクササイズを続けてみないとわかりませんが、正しい呼吸法や姿勢が身につけば、ぜんそくや併発する症状も自然と改善に向からのではないでしょうか。

Q2 子供のころからぜんそくとアレルギー性鼻炎ですが、アレルギー性鼻炎にもエクササイズは効果がありますか?

A. これまでの治療経験では、**アレルギー性鼻炎に悩んでいる患者さんの多くが、首の後ろ側からのど、鼻の奥にかけて筋肉が緊張し、硬く張っています。**

首・のど・鼻の筋肉が緊張すると鼻腔《びくう》(鼻の穴の中)は狭くなり、炎症を引き起こす原因の一つになると考えられます。そこで、ぜんそく改善エクササイズによってこれらの筋肉をゆるめれば、アレルギー性鼻炎にも改善効果が期待できるでしょう。

ただし、ぜんそくやアレルギー性鼻炎は、筋肉の緊張だけでなく、気温や気圧、ハウスダスト、花粉、ストレス、疲労など、さまざまな要因によって起こるので、生活習慣や住環境などの見直しも必要です。

さらに、アレルギー性鼻炎の患者さんたちと接してきた中で気づいたのは、性格的に真面目な人や繊細な人が非常に多いことです。ナイーブな性格は周囲の環境から影響を受けやすく、それが自律神経の働きを乱してアレルギー症状につながっているとも考えられます。日常のストレスを和らげるうえでも、ぜんそく改善エクササイズは役立ってくれるはずです。

Q3 セキぜんそくと診断されましたが、エクササイズを行えばセキが抑えられますか？

A. 最近、セキぜんそく（大人ぜんそく）を発症する人が中高年に増えています。女性の発症率が高く、放置すると本格的なぜんそくに移行しやすいため、早めに治療を開始することが大切です。ぜんそく全体の死亡者数は年間に約２０００人ですが、その中にはセキぜんそくで亡くなる人も含まれているので軽視は禁物です。

セキぜんそくは、一般的なぜんそくの前段階ともいえるため、ぜんそく改善エクササイズを行うことは、セキぜんそくの改善にも効果的だと考えられます。起床時や就寝前、セキの出はじめなどに行うと、緊張していた筋肉がほぐれて呼吸しやすくなるでしょう。

ただし、気管支拡張薬などとは違い、エクササイズを行えば即座にセキが止まるというわけではありません。激しいセキが続くときは、まず薬でセキを鎮めて、少し落ち着いてきたら横隔膜呼吸エクササなどを行ってください。毎日続ければ、セキ込む頻度も少しずつ減っていくはずです。

Q4 気道過敏症と診断されています。日ごろからのどに違和感があり、セキで夜も眠れないことがあります。気道過敏症にもエクササイズは有効ですか？

A. 気道過敏症は、のどや気管に炎症のない状態なので、ぜんそくとはタイプが異なります。しかし、冷気や煙、香水のにおいなどの刺激を受けると、筋肉が緊張して気道も狭くなるため、セキが出やすくなるのです。

また、首の筋肉が緊張していると、のどに違和感が出やすく、**気道過敏症も頸椎（背骨の首の部分）にゆがみが生じていたり、ネコ背で首や胸に負担をかけていたりする人によく見られます。** ぜんそく改善エクササイは、頸椎や肩甲骨、鎖骨、肋骨などの骨格を正し、首まわりの筋肉をほぐす効果があるので、体のゆがみや悪い姿勢が気道過敏症の原因になっている場合は症状の改善が見込めるでしょう。

気道過敏症から気管支ぜんそくに移行するケースは多いといわれています。のどの違和感の解消とぜんそく予防のためにも、ぜひエクササイズを実践してください。

Q5 中学生のころにぜんそくが自然に治ったのですが、最近になって20年ぶりに再発しました。今回のほうがアレルギー症状は強いのですが、ぜんそく改善エクササイズで改善する見込みはありますか？

A. 中高生のころにぜんそくがいったん治り、大人になってから再発した人は私の患者さんの中にもたくさんいます。よく聞くのが、学生時代に運動部のクラブ活動をしていたこと、そして大人になって再発したときは特に運動習慣がなく、家庭や職場では強いストレスを抱えていたことなどです。

このように、運動不足もぜんそくの発症に深くかかわっていると考えられます。

もちろん、運動不足だけがぜんそくの原因とはいいませんが、ふだんから運動不足が続き、ストレスの多い生活を送っているようなら、ぜんそく改善エクササイズを試してみるべきです。このエクササイズは、体のゆがみを正すストレッチ体操として役立つほか、呼吸を整えてストレスを和らげる効果もあります。エクササイズを通じて筋肉と心の緊張をゆるめれば、きっと症状は快方に向かうでしょう。

また、時間と体力に余裕があるなら、ウォーキングや水泳などの有酸素運動（酸素を取り込みながら行う運動）を始めるといいかもしれません。体のゆがみが矯正され、ストレスの解消にもなるので、症状がより改善しやすくなると思いますよ。

Q6 吸入ステロイド(シムビコート)を1日8吸入のペースで続けています。ぜんそくの発作がなくても吸入するように医師からいわれましたが、副作用が心配です。

A. ぜんそく改善エクササイズを指導している患者さんからよく聞く心配ごとが、薬の副作用についてです。シムビコートは、比較的新しい薬で副作用も少ないとされていますが、動悸や手のけいれん、のどのイガイガを伴う人もいるようです。

しかし、吸入ステロイドはぜんそくの発作予防に使うので、自己判断で使用量を減らすのはよくありません。まずは**薬の吸入と並行してぜんそく改善エクササイズを行い、しばらくようすを見て発作の頻度が減ったり、症状も軽くなったりするようなら、医師に減薬の相談をしてみてはいかがでしょうか。**

私の患者さんもエクササイズによって症状が改善している場合は、医師も薬の量を徐々に減らしてくれるといいます。最終的には薬を毎日吸入する必要がなくなり、発作時のお守り代わりに持ち歩いている人も多いので、まずは薬の吸入量を守りながらエクササイズに取り組んでみてください。

Q7 アドエアという薬を吸入中ですが、エクササイズを行うさいの注意点などはありますか？

A. アドエアは、気管支の抗炎症作用を持つステロイドと、気管支拡張薬を混合した予防的吸入剤です。エクササイズを指導している患者さんの中にもアドエアを吸入している人は多く、従来の薬に比べて呼吸がらくになると話していました。

もちろん、**ぜんそく改善エクササイズは、こうした薬の効果を妨げるものではなく、併用しても問題はありません。**毎日、起床時と就寝前（薬の吸入前）にエクササイズを続けていた人は、以前よりもぜんそくのレベルが軽度になったため、ステロイド含有量の少ない薬に切り替えているようです。

こうした患者さんの例もあるので、まずは起床時と就寝前、それに薬の吸入の前後などにエクササイズを行ってみてはいかがでしょうか。

Q8 吸入ステロイド薬を使うようになってから声がかすれやすくなりました。声の通りもエクササイズで改善されるでしょうか？

A. 吸入ステロイド薬の主な副作用の一つに声がれがあります。声がれがひどくて心配な場合は、一度、医師に相談したほうがいいでしょう。

また、声の通りが悪いのは、薬の副作用のほかに、体のゆがみやネコ背などの姿勢が関係していることもあります。体のゆがみや悪い姿勢は、首まわりの筋肉を緊張させてのどを締めつけてしまうからです。

ぜんそく改善エクササイズには、首まわりの筋肉をゆるめて気道を広げる働きがあるので、続けていれば声がれの改善も期待できるでしょう。なお、エクササイズを行ったあとにのどの通りがよくなっている場合は、体のゆがみやふだんの姿勢が強く影響していると考えられます。エクササイズを続けてのどの締めつけをほぐすとともに、姿勢の改善にも努めるようにしてください。

Q9 エクササイズを継続すれば、タンの切れもよくなりますか？

A. タンがからみやすいのは、気道内の炎症による影響もありますが、首の筋肉が緊張してのどを圧迫していることも原因にあげられます。気道過敏症の質問（Q４）でも説明したように、ぜんそく改善エクササイズには首まわりの筋肉をほぐし、のどの圧迫を和らげる効果があります。エクササイズを続けてのどの締めつけがなくなれば、タンも流れて気道にたまりにくくなるでしょう。

Q10 知人といっしょにエクササイズを始めたのですが、重症の知人のほうが改善効果は大きいようです。人によって効果は違ってくるのでしょうか？

A. 私の患者さんを見ても、ぜんそく改善エクササイズの効果の現れ方には、個人差があります。人によってもともと症状のレベルが違うだけでなく、気候の変化、ストレスや疲労の度合い、生活環境なども影響してくるからです。

しかし、症状が重い人ほど少しでも呼吸がらくになったり、喘鳴《ぜんめい》が弱くなったり、発作が減ったりすれば、それはとても大きな喜びになり、わずかな変化でも改善効果を実感しやすいのかもしれません。

まずは数カ月ほどエクササイズを続けて、その期間中にどのような変化があったのかを思い返してください。**セキがほんの少しでも減った、多少は声が出やすくなった、体調が安定しているなど、なんらかのプラス作用があったなら、間違いなくエクササイズの効果は現れています。**

このエクササイズは誰かと競って行うものではなく、逆に人と比べるとあせりを感じて筋肉が緊張し、症状の悪化につながることもあります。自分のペースで続けて、自分の症状の変化に目を向けることが大切です。

Q11 職場では1日中イスに座ってパソコンとにらめっこしています。ぜんそくが治りにくいのは、こうした日ごろのデスクワークも関係しているのでしょうか？

A. 患者さんたちに職種をたずねると、最も多いのは事務職です。作業の大半がパソコン操作になる関係上、気がつくと背中が丸まったネコ背になっているようです。
このような姿勢が続くと、首まわりの筋肉が緊張してのどを締めつけられた状態になります。さらに、肺や気道も圧迫されて空気が出入りしにくくなり、気管や気管支に炎症が起こる下地を作ってしまうのです。

仕事でパソコンを使う人はもとより、下を向いて作業をすることの多い美容師やネイリスト、調理師、レジ打ちやミシンがけのような仕事の人にもぜんそく持ちが多いといわれています。日常的に料理や掃除、針仕事などをする主婦も例外ではありません。ですから、質問のように自分の姿勢の悪さに気づいたことは、ぜんそくの改善に向けて大きく前進したことになります。

とはいえ、デスクワーク中に一時的に背すじを伸ばしただけでは、すぐにもとのネコ背に戻ってしまいます。そこで、ぜんそく改善エクササイズを活用してほしいのですが、**姿勢を正す効果が大きいのは、スイミングエクサのエアクロール**（84・85ページ参照）**とエア背泳ぎ**（88・89ページ参照）**です。**

仕事や家事のあいまにこれらのエクササイズを行うと姿勢が正され、首や背中の筋肉もほぐれてきます。仕事中も1時間に1回はひと息ついて、エクササイズで体と心をリフレッシュさせましょう。

第5章

生活習慣も見直せば回復はもっと**早まる！**

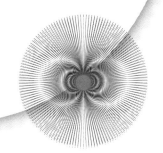

生活習慣の中にぜんそくの種が潜んでいる

長時間にわたる前かがみ姿勢や下向きの作業によって上半身にゆがみが生じると、これがぜんそくの下地になります。悪い姿勢が習慣化して上半身のゆがみが固定化すると、気道や肺なども圧迫された状態が続き、内部粘膜に炎症を起こしてセキや呼吸困難を引き起こします。

一方、体をゆがませる原因は、前かがみ姿勢だけではなく、ふだんの何げない動作のクセや本人も気づかない生活習慣の中に潜んでいます。**ぜんそくを改善するには、ぜんそく改善エクササイズを継続して行うとともに、体のゆがみにつながる動作のクセや生活習慣も改善する必要がある**のです。

この章では、生活習慣上の見過ごされやすい問題点を紹介します。ふだんの生活にひと工夫を加えるだけでセキが和らぎ体調も回復するはずです。ぜんそく改善エクササイズと併せて、日々の生活に取り入れましょう。

まずは鏡の前に立って体のゆがみをチェック

本来、人の体を正面から見ると、体の土台である骨盤が左右水平に位置して体の柱である背骨が直立し、両肩は左右同じ高さにあるのが理想的な状態です。しかし、骨盤や肩の傾きに左右差があったり、ねじれがあったり、背骨に弯曲があったりするなどして体のゆがみが大きくなると、全身の各所に負担がかかって数々の悪影響が出てくるのです。

このような骨格を支えているのは大小さまざまな筋肉ですが、日常の偏った動作によって筋肉の柔軟性が失われると、前後左右に不自然な筋肉の引っ張りあいが生じ、片側の筋肉だけ過度に負担がかかったり、関節の角度が不自然になったりします。その結果、上半身では気道が傾斜し、圧迫された状態になるのです。

そこで、全身の映る鏡の前に立って、次のポイントを確認しながら簡単な体のゆがみチェックをしてみましょう。全身の映る鏡がない場合は、家族などに見てもらってもけっこうです。

①左右の肩の高さが水平かどうか
②頭が体の真ん中に位置しているかどうか
③骨盤の左右の高さが水平かどうか

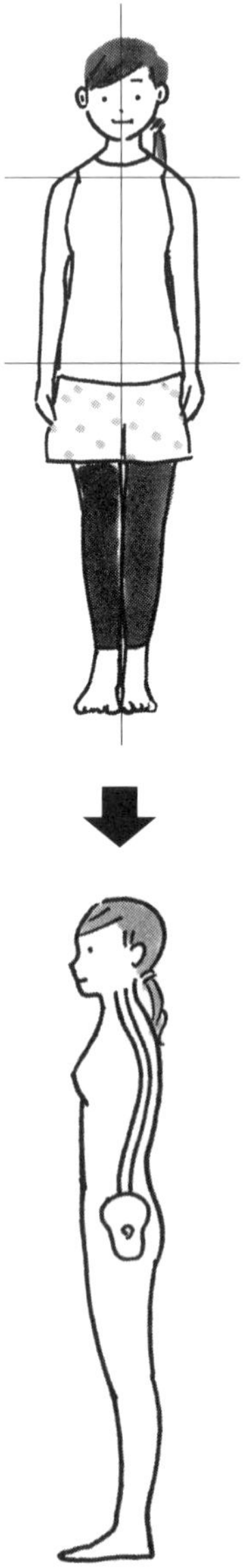

体のゆがみは自分では気づきにくいものなので、ときどき鏡の前に立って、ゆがみチェックをするのは大事なことです。

例えば、服の襟首がどちらかに傾いていたり、前ボタンのラインが斜めになっていたりする場合は、左右の肩の高さが違っている、あるいは体に傾斜やねじれが生じている可能性もあります。

また、頭が体のまん中にあるかどうかを調べるときは、**「鼻」「左右の鎖骨の中間部（ペンダントトップが止まるあたり）」「おへそ」の3点をつないだラインをチェックします。この3点が左右にずれている場合は、頭が体のまん中に位置していないことを表しています。**

骨盤の左右の高さの違いについては、ズボンのベルトのラインが斜めになっていないか、骨盤のどちらかが横に張り出して見えないかをチェックしてください。

もっとも、ぜんそく改善エクササイズを続ければ、こうした体のゆがみも少しずつ改善されてくるはずです。

のど元を人に見せつけながらお尻をキュッと締める

今度は、人の体を横から見た場合の正しい姿勢について紹介しましょう。

患者さんに「正しい姿勢を取ってください」と話すと、思いきり胸を前に突きだして背すじをピンと反らす人がいます。しかし、残念ながらこの姿勢では不正解です。

人の体を横から見た場合、体の土台である骨盤は軽く前傾し、その上に乗る背骨もS字型に軽く前後に弯曲して、頭が真上に乗っているのが理想的な状態です（122ページ参照）。このような姿勢になっていれば、背骨や各関節に大きな負担はかかっていません。

一方、ぜんそくの患者さんたちによく見られるのが、背すじの丸まった前かがみ姿勢で、背骨のS字カーブがくずれて首・肩・腰などの関節に不自然な過重がかかっています。こうした姿勢が習慣になっていると上半身にゆがみが生じ、ぜんそくはもとより、首や肩のこり、腰痛なども多発しやすくなるのです。

さまざまな身体不調が悪い姿勢によって引き起こされている事例は非常に多いので、この機会に正しい姿勢を身につけましょう。骨盤が安定して背骨が適度なS字カーブを描く立ち姿勢は、次のようになります。

まず、**壁を背にして左右のかかとをつけ、爪先の間を少し広げて立ってみましょう。顔を正面に向けたこの状態で、後頭部・肩・お尻・ふくらはぎ・かかとの5カ所が壁についているのが正しい姿勢**です。なお、左右の肩甲骨を背骨側に軽く寄せると、後頭部からかかとまでの5カ所が壁につきやすくなります。

壁がない場合は、頭のてっぺんから糸で釣らされているような感じをイメージしてください。こうすると自然にあごが引けて、肩甲骨も背骨側に寄ってきます。

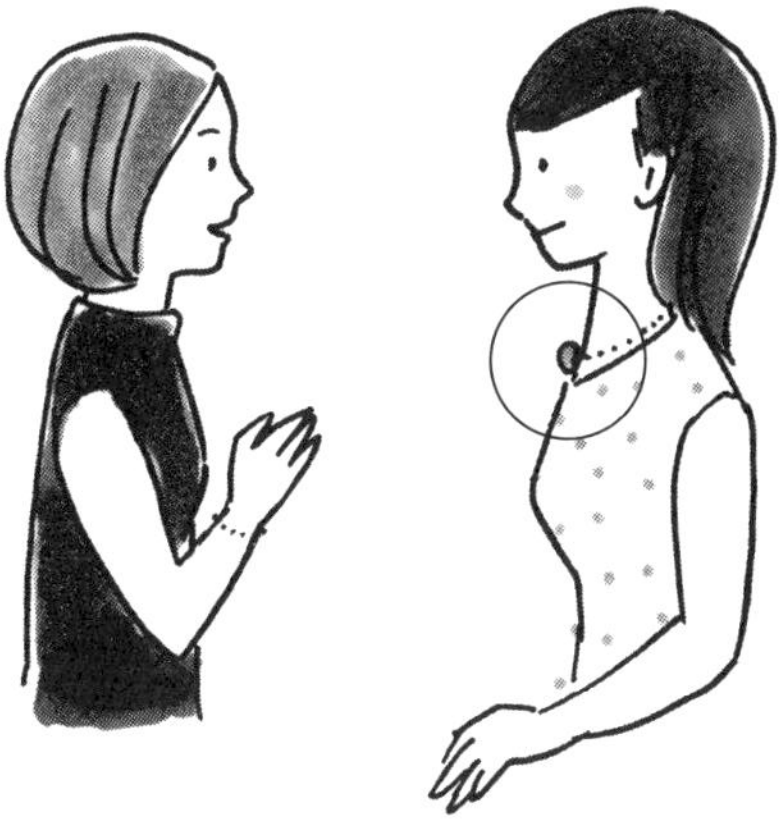

また、より簡単な方法としては、のどの下の左右の鎖骨の中間部（ペンダントトップが止まるあたり）を正面にして、その部分を目の前にいる人に見せるようなつもりで力を抜いて軽く立つことです。歩くときもその部分が前方に引っ張られる感覚で歩くと、自然に背すじが伸びた姿勢になり、颯爽《さっそう》と歩いてる感じになります。

さらに、もう一つのポイントは、お尻の筋肉（肛門）をキュッと締めること。**肛門をキュッと締めると、土台の骨盤が安定して背すじも伸びやすくなります。**

座り姿勢では背もたれにお尻を近づけるのが基本

次は、イスに座ったときの姿勢です。**背もたれがあるイスの場合は、お尻（俗に**

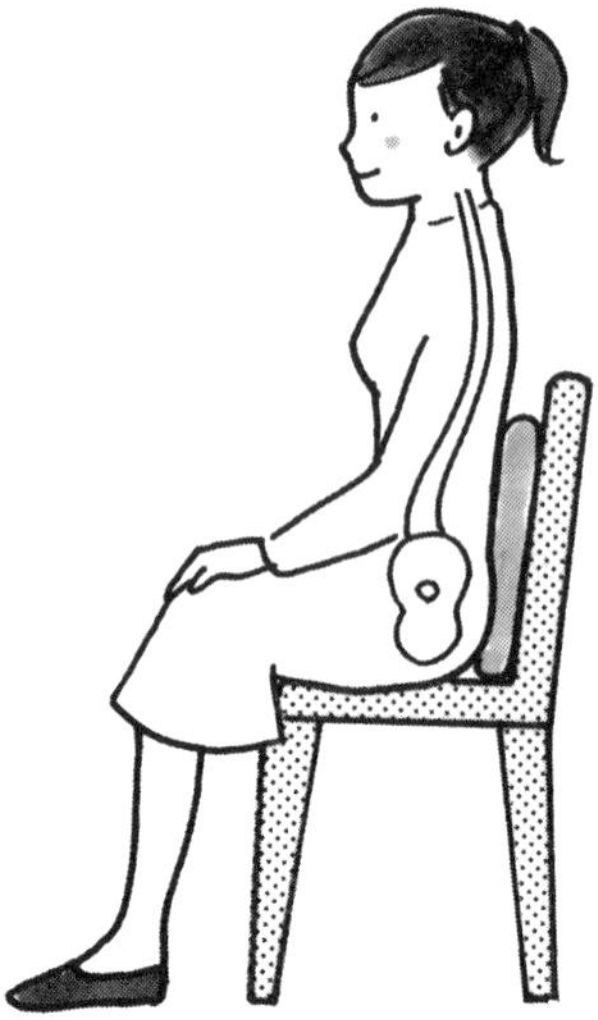

いう尾てい骨部分）が背もたれに当たるように深く腰かけて、背もたれに軽く背中を当てましょう。

背もたれにお尻を当てることで、体の土台である骨盤が後ろに倒れたり、左右にねじれたりするのを防げます。お尻が背もたれに届かなければ、クッションを背もたれの間にはさんでお尻を当てましょう。

また、イスに座るときに意識してほしいのが、上半身が左右に傾かないように、骨盤の高さを左右水平に保つことです。そうするには、座ったままお尻を左右へ小刻みに動かします。お尻を小刻みに振ると、座面との接地が左右で均等になり、骨盤も水平に戻ります。

ITネコ背で体調不良を訴える人が急増中！

みなさんの生活の中で、思いのほか長い時間を費やしているのが、パソコンやスマートフォンの操作ではないでしょうか。これらIT機器の操作は、前かがみ姿勢や下向きの作業になりやすく、特に頭や首を前に突出させた独特のネコ背（ITネコ背）になると、首や肩、背中の筋肉に大きな負担がかかります。

これらの筋肉が緊張して固まった状態になると、首・肩・背骨などの骨格だけでなく、心臓や肺、胃腸にも大きな負担をかけてしまうので、IT機器の操作が長時間に及ぶ人は、そのときの姿勢に注意してください。近年、成人ぜんそくやセキぜんそくと診断される人が急増しているのは、このようなITネコ背とも密接にかかわっていると考えられます。

また、私の治療センターに来院する患者さんでパソコンによるデスクワークが主な業務の人によく見られるのが、頸性《けいせい》神経筋症候群（いわゆる首こり病）です。頸性神経筋症候群とは、首の筋肉にこりが生じて首にある自律神経（意志とは無関係に内臓や血管の働きを支配する神経）を圧迫した結果、さまざまな不《ふ》定《てい》愁《しゅう》訴《そ》（原因不明の不快症状）が発症することをいいます。

具体的な症状として、頭痛や耳鳴り、めまいのほか、ノドのつまり感、呼吸異常といった自律神経失調症もあげられ、セキやぜんそくを悪化させる原因になります。このようなＩＴネコ背の悪影響を防ぐには、パソコンの操作時に次のような姿勢を心がけてください。

①お尻が背もたれにしっかり当たる位置まで深くイスに腰かける

先ほども述べたように、お尻が背もたれに届かない場合は、クッションを背もたれの間にはさんで、お尻に当ててください。

②頭と首が前方へ突き出さないように、背中を背もたれに軽く寄りかける

こうすることで上半身の重みを背もたれと座面の両方に分散でき、腰にかかる負担を軽減できます。

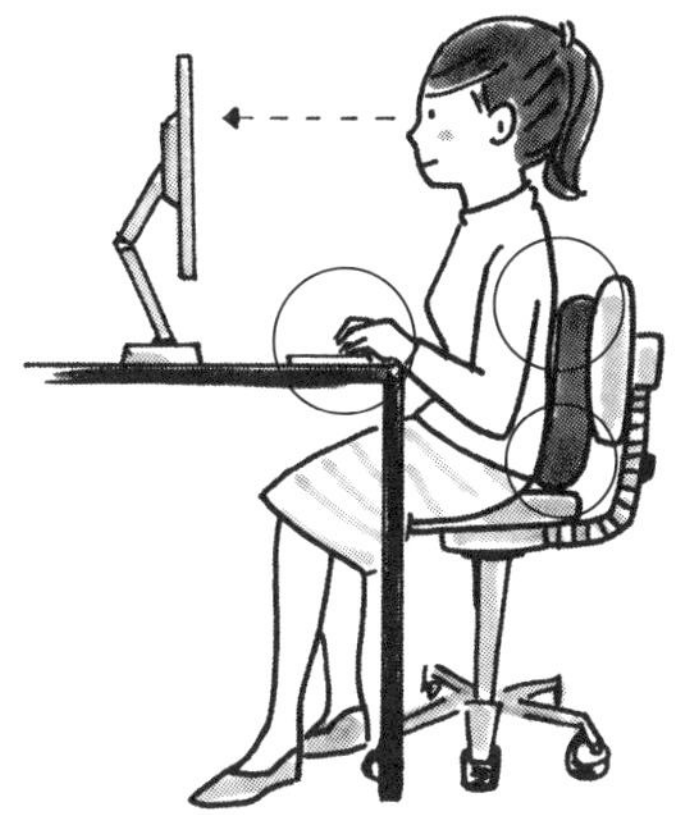

③キーボードは、なるべく机の手前正面に置いて、手首から先だけで操作する

キーボードが体から遠いと、肩を前に出して腕が伸び、前かがみになりがちです。キーボードを体に近づけて操作すれば、両腕が安定して首や肩にかかる負担を減らせます。

④モニターは正面に置く。低くなりすぎないよう高さにも注意

モニターの位置や高さが調節できなければ、イスの高さを変えて対応しましょう。また、ノートパソコンの場合、モニター画面の位置が低いので顔が下向きになりがちです。ノートパソコンの下に台を置くなどして高さを調整しましょう。

ただし、姿勢に気をつけていても長時間同じ姿勢でいると一部の筋肉だけ偏って使われるので、長くても30分に一度は顔を上げて首や肩を回したり伸びをしたりしてください。また、腰痛などを防ぐためにも1時間以上、イスに座りつづけるのは避けて、イスから立ち上がって足腰を動かし、下半身の血流を促しましょう。

スマホは顔の高さまで上げて、目線を下げない

多機能で便利なスマートフォン（以下、スマホ）は、私たちの生活には欠かせない必需品になりました。しかし、スマホの操作も頭と首を前に突き出したITネコ背の姿勢になりやすく、先ほど述べた頚性神経筋症候群を招いたり、ぜんそくを悪化させたりする原因になります。

スマホの操作で目線を下げたうつむき姿勢が続くと、首の後ろの筋肉が緊張してコリが生じやすくなるだけでなく、ネコ背になって首や胸が圧迫され、呼吸も浅くなるからです。そこで、首・肩・背骨に負担をかけないスマホの操作姿勢も覚えておきましょう。

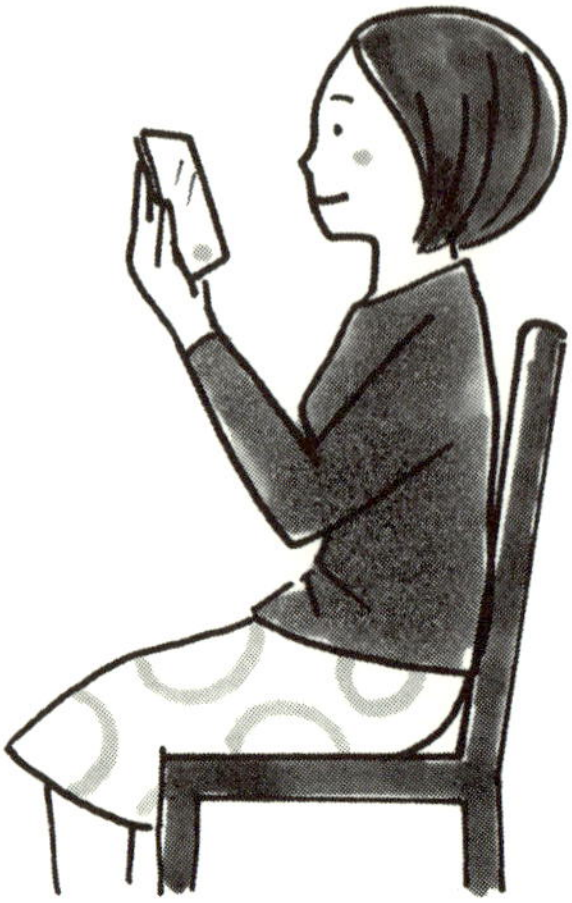

手に持ったスマホの画面を顔の高さまで上げる

①お尻の尾てい骨が背もたれにしっかり当たる位置まで、深くイスに

腰かける

②手に持ったスマホの画面を顔の高さまで上げる

③両手で操作する場合は、両わきを締めて両腕を胸部に寄せ、腕を立ててスマホを持つ

④片手で操作する場合は、スマホを持つ手と反対側の腕を横に曲げて、その上にスマホを持つ側の腕（ひじ）を乗せる

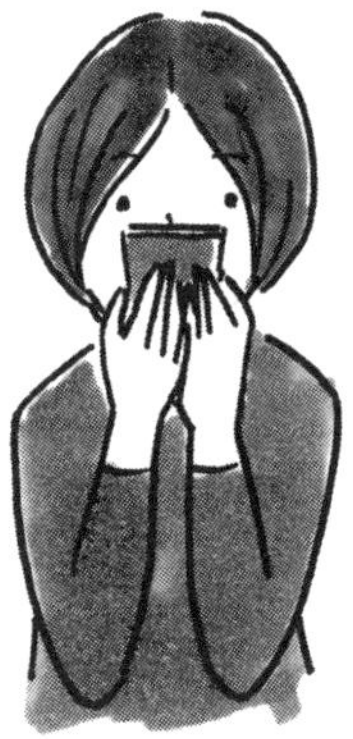

両わきを締めて両腕を胸部に寄せ、腕を立ててスマホを待つ

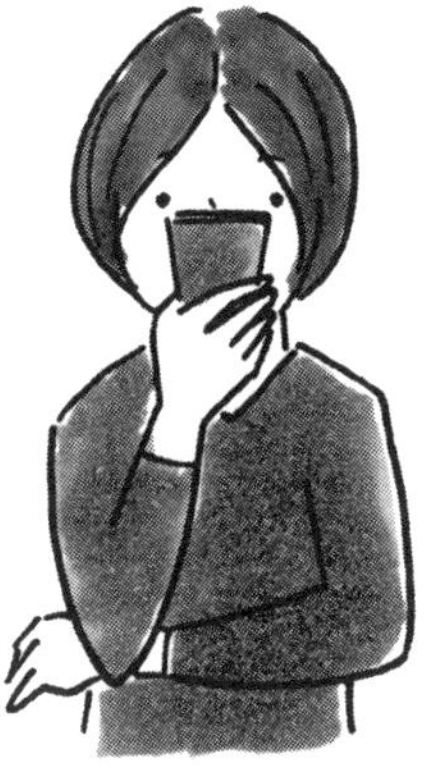

スマホを持つ手と反対側の腕を横に曲げて、その上にスマホを持つ腕を乗せる

バッグの持ち方で体はいつのまにかゆがむ

肩から下げるショルダーバッグ、背負うリュック、車輪付きのキャリーバッグなど、生活シーンや用途に合わせて、私たちはいろいろなタイプのバッグを使い分け

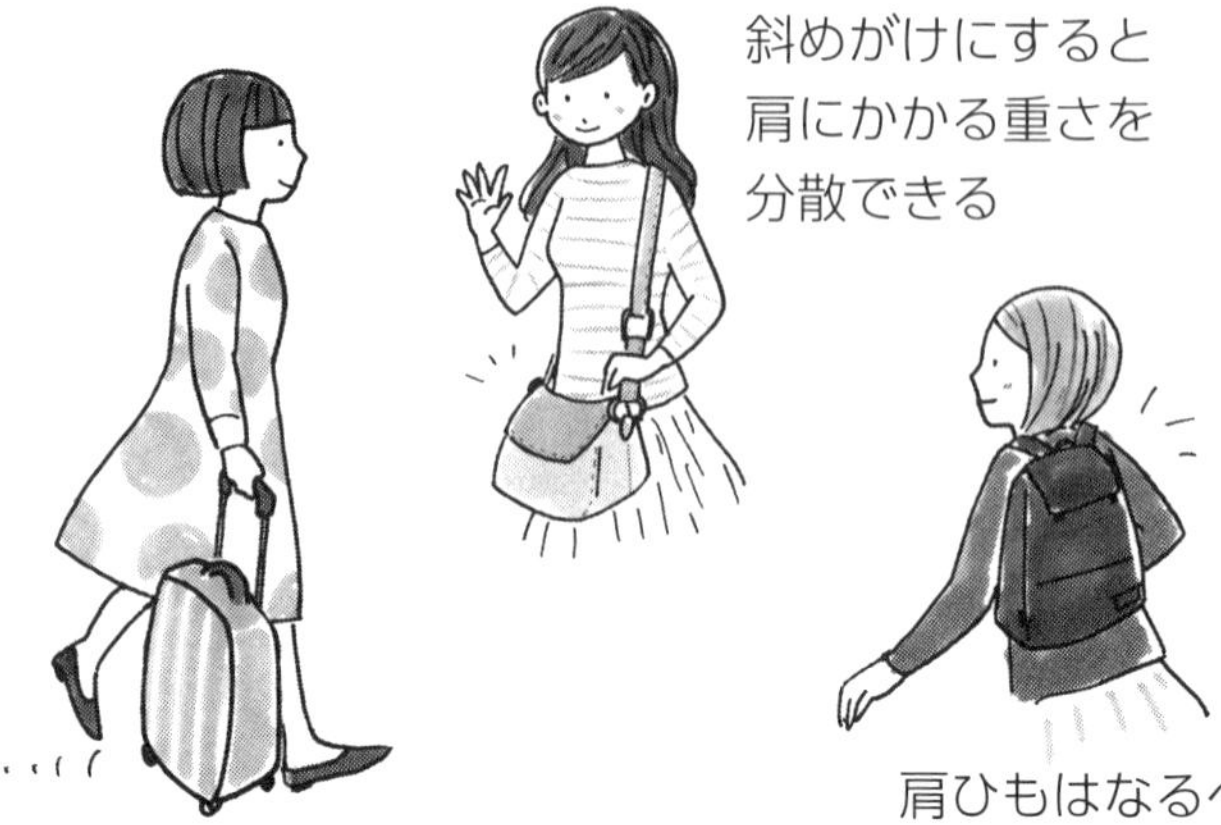

斜めがけにすると
肩にかかる重さを
分散できる

荷物は体の真横か少し前方に
置いて、押すように運ぶ

肩ひもはなるべく短くして、
高い位置で背中にピッタリ
当たるように背負う

ています。

しかし、実はバッグの持ち方が体をゆがませる隠れた原因になっているのです。

例えば、片方の肩にすべての荷重がのしかかるショルダーバッグは、首や上半身の筋肉の引っ張りあいを招き、体にゆがみが生じやすいタイプのバッグです。荷物が大きくて重ければ、それを支えようとして背骨が曲がるため、上半身だけでなく骨盤にも傾斜が生じ、体全体をゆがませます。

ショルダーバッグを持つ場合は、片側に肩ひもをかけて、反対側にバッグを下ろす「斜めがけ」にすると、肩にかかる重さも分散されて、体のバランスを取りやすくなります。その場合も、**なるべく肩ひもを短**

くしてバッグを体に密着させるのがコツ。ときどき左右に掛け替えると、筋肉にかかる負担を分散できます。

リュックは、荷物の重さを背中全体に分散でき、体の真ん中に重心を置けるので、筋肉に偏った負荷をかけないのが大きなメリットです。ネコ背になりにくく、体のゆがみを防ぐという点では、リュックはかなりの優等生です。

ただし、リュックを使う際にも注意は必要です。肩ひもを長く伸ばして背負うと背中とリュックの間が空き、腰の部分で荷物を支える状態になるので、かえってネコ背になりやすく、体のバランスをくずします。**肩ひもはなるべく短くして、高い位置で背中にピッタリ当たるように背負うと負担を軽減できます。**

さらに、重い荷物を運ぶのに使われる車輪付きのキャリーバッグも、持ち方に工夫が必要です。バッグを自分の後方に置いて、片手で引っ張っている人をよく見かけますが、これでは荷物を引いている側の肩が後ろに引っ張られて背骨が弯曲し、肩から上半身にねじれが生じてしまいます。

荷物は体の真横か少し前方に置いて、後ろから押すように運べば体に偏った負担をかけません。キャリーバッグを引っ張る場合でも、荷物はなるべく体に添わせると体のねじれを最小限に抑えられます。

就寝中は上体を少し高くして発作を予防

私たちは、就寝中に一晩で10〜30回ほど寝返りを打っています。そのつど、横向きになったり、あおむけになったりしているので、最初はみなさんが入眠しやすいらくな姿勢で寝てください。

枕は高すぎず低すぎず、できれば背中の肩甲骨の上くらいまで広がっているものがおすすめです。就寝中に発作が起こりやすい人は、合わない枕で首に負担をかけて、気道が狭くなっている可能性もあります。また、枕カバーや布団カバーは清潔に保ち、就寝中に吸引するハウスダストを最小限に抑えましょう。

一方、あおむけで寝ていると息苦しくなる人は多く、これは背中からの圧迫と胸

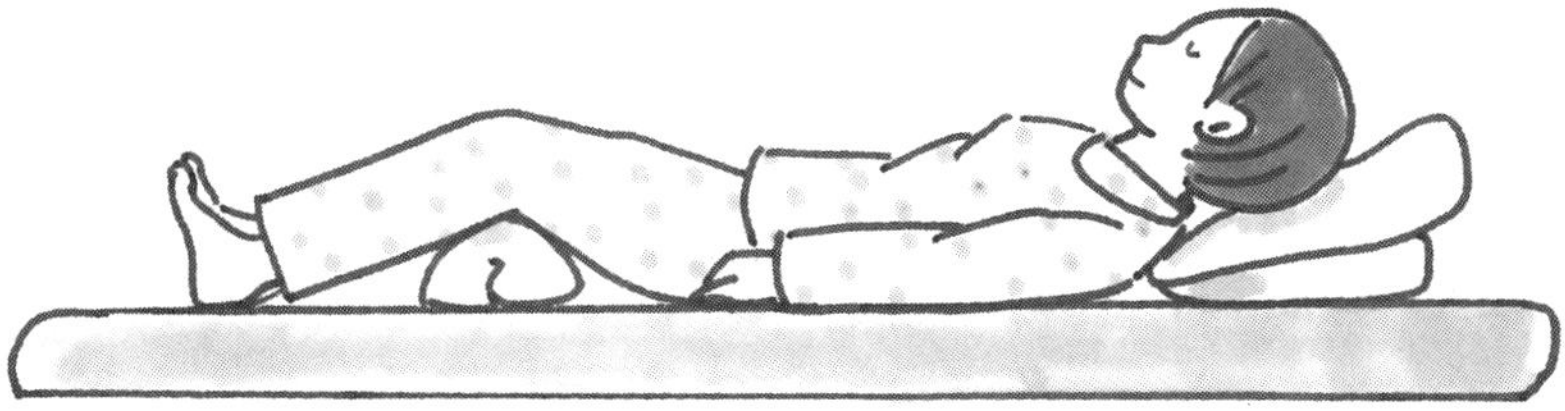

就寝中に発作が起こりやすい人は、上体を少し高くして寝るといいい。座布団やクッションを背中の支えにして上体を少し起こし、ひざの下にも枕などを当てて軽く曲げると、背中から足にかけて筋肉がリラックスする

の筋肉の重みで気管や気管支が狭くなるためです。就寝中に息苦しくなったりセキが出はじめたりしたら、いったん上体を起こして背中と胸にかかる圧迫を解いてください。常温の水や白湯を少しずつ飲んでのどを潤したら、「寝たまま横隔膜呼吸エクサ」（92ページ参照）を行いましょう。しだいに体がリラックスして再び寝つきやすくなります。

さらに、就寝中に発作が起こりやすい人は、ふだんから上体を少し高くして寝るといいでしょう。**座布団やクッションを背中の支えにして上体を少し起こし、ひざの下にも枕などを当てて軽く曲げると、背中から足にかけて筋肉の緊張が和らぎます。**横向きで寝る場合は、枕やクッションを抱えて両ひざの間に小さめのクッションなどを挟むと姿勢が安定し、気道を空気が通りやすくなります。

明け方の冷え込みに備えて就寝中も首を温めよう

明け方は気温の冷え込みによって首や肩周りの筋肉が収縮し、セキ込みやすくなります。また、明け方は自律神経が休息モードから活動モードに切り替わるタイミング。気管支は自律神経の働きに合わせて活動していることから、明け方は敏感な状態になり、発作が起こりやすいのです。

体が冷えるとセキが出やすい人は、**就寝中も首や肩が冷えないように柔らかいタオルなどを首に巻いて寝ることをおすすめします。**特に季節の変わりめは寒暖差が激しいので、明け方にエアコンのタイマー予約をしておくといいでしょう。

明け方に息苦しくなったときは、先ほどの説明と同様、上体を起こして背中と胸にかかる圧迫を解きます。そして、少し落ちついてきたら寝たまま横隔膜呼吸エクサ（92ジペー参照）を行って呼吸を整えてください。それでもセキが止まらないときは、気管支拡張薬を使って一刻も早くセキを鎮める必要があります。そのような緊急の事態に備えて、薬はすぐに使える所定の場所に置いておきましょう。

冬だけでなく、夏も首や肩の冷えにご用心

気温や湿度などの変化は体調に大きく影響し、ぜんそくを悪化させる引き金にもなります。特に気温が下がる秋冬は、首を冷やしてのど元の筋肉が硬くなり、セキが出やすくなります。ストールやマフラーでしっかりと首の防寒対策を施し、冷気を当てないようにしましょう。

反対に、夏は筋肉がほぐれやすいかといえば、そうとばかりもいえません。なぜなら、この季節は冷房による夏冷えが心配なシーズン。猛暑の戸外から冷房の効いた室内に入ると、急に首や肩の筋肉を冷やして緊張させてしまいます。夏でもセキが出やすい人は、冷房で室温を下げすぎたり、エアコンの風が首や肩に直接当たったりしていないでしょうか。職場では室温の設定を少し変えてもらったり、頼みにくい場合は首を保護するスカーフや、肩に羽織れるカーディガンを用意しておくと役立ちます。

こまめに水分を補給してのどの乾燥を防ごう

ぜんそくの患者さんには、口呼吸の人が多いようです。口呼吸をしているとのどが渇いて乾燥するため、のどの粘膜が炎症を起こし、タンがからんだりセキが出やすくなったりします。マスクで口の乾燥を防ぐとともに、ふだんからのどを湿らせておけば炎症が防げるので、適度な水分補給を心がけてください。

水分は一度にガブ飲みするのではなく、**こまめに少しずつ補給するのがポイント**です。のどを潤しておけばタンもからみにくくなり、らくに排出できます。

ただし、冷たい飲み物は体を冷やし筋肉を収縮させるので、常温、または温めてから飲みましょう。

ぜんそく予防に効果的な栄養はこれ！

食物アレルギーもぜんそくを引き起こす原因の一つです。アレルゲンになりやすい主な食品には、牛乳・卵・小麦・そば・甲殻類（カニ・エビ）・果物・魚・ピーナツ・ヤマイモ・サトイモなどがあります。過去にじんましんや腹痛、肌のかゆみなどが起こった食品は、特にぜんそくの原因になりやすいので摂取を控えてください。

また、アレルゲンとは違いますが、コショウや唐辛子、ワサビなどの香辛料も気道を刺激して収縮させます。香辛料を多く使ったエスニック料理なども、できれば避けたほうがいいかもしれません。

気道を広げたり、炎症を抑えたりする食品としては、レンコン・ダイコン・シソ・ショウガ・クレソン・ユリの根が有名で、昔からぜんそくの民間療法にも使われてきました。人によっては、これらがアレルゲンになる場合もありますが、アレルゲンでなければ日々の食事で積極的に取り入れたいものです。

ぜんそく予防に効果的とされている栄養成分では、炎症を抑えるビタミンC（ジャガイモ・ダイコン・レンコンなどに多い）やビタミンE（アーモンドなどのナッツ類や緑黄色野菜などに多い）、気管支の粘膜を保護するビタミンA（緑黄色野菜やウナギなどに多い）、筋肉をリラックスさせるマグネシウム（ワカメやヒジキなどの海藻類・ゴマ・ナッツ類などに多い）があげられます。

これらの栄養をバランスよく摂取すれば、相乗効果によって狭くなった気道が広がったり、気道の炎症を鎮めたりする補助効果が期待できるでしょう。

イライラしたら横隔膜呼吸エクササでリラックス

仕事や人間関係でのストレス、不安、イライラが続くと交感神経（体を活動的にする自律神経）が優位になり、首や肩周りの筋肉が緊張して気道を圧迫します。また、呼吸のリズムが乱れて自然に息を吐けなくなり、浅い呼吸になりがちです。

第1章でも紹介したように、古代ギリシャの医師のヒポクラテスが「ぜんそくになったら、怒りを鎮めよ」と述べていたのは、感情が自律神経の働きに影響を及ぼすためです。

なるべくストレスや不安は溜め込まないようにしたいものですが、多少なりとも日々なんらからのストレスがあります。そんなときは、ぜんそく改善エクササイズの中の「横隔膜呼吸エクササ」（70ページ参照）を行うと、副交感神経（体を安静にする自律神経）が優位になり、心身がリラックスしやすくなるので、ストレスを感じたりイライラしたりするときは、ぜひ試してください。

睡眠時間をしっかりとって体調を整えよう

ふだんあまり意識していないかもしれませんが、睡眠は身体機能を回復する大切な時間です。起きて生活している間、私たちの脳や体の細胞には細かく傷がつきますが、睡眠中に細胞の修復が行われるのです。

では、どれぐらい睡眠時間を確保すればいいのでしょうか?

私たちは、約1時間半(90分)を周期に、深い眠り(ノンレム睡眠)と浅い眠り(レム睡眠)をくり返しています。これを何回くり返すかによって体の機能回復の度合いも違ってくるのです。一般的な日常生活を送っている成人の場合、**身体機能を回復するのに必要最小限の睡眠時間は1時間半×4回=約6時間**と考えられます。日々の睡眠時間がこれより少ないと、しだいに体調をくずしやすくなるのです。

逆に、体調があまりよくないときは6時間では足りず、さらに1時間半を加えた7時間半の睡眠時間が必要になります。ぜんそくに限らず、体調が思わしくないときは、7時間半から8時間を目安に睡眠時間をとりましょう。

起床時は、布団の中で筋肉をほぐしてから起きよう

みなさんは、1日のうちで最も筋肉が硬くなりやすいのは、「朝」だということをご存じでしょうか。睡眠中は脳や体も休息モードなので筋肉は動く準備が整ってなく、日中よりもこわばった状態にあるのです。

朝は体がこわばっているので、すぐに布団から起き上がらないでください。急に起き上がると、自律神経に乱れが生じてセキ込みやすくなる場合もあります。

まずは、布団の中で「寝たまま横隔膜呼吸エクサ」（92ページ参照）を行い、新鮮な酸素を取り入れながら固まった筋肉をほぐしましょう。その後で、心臓から遠い手首や足首の関節などから少しずつ動かしていけば、全身がほぐれていきます。このように体をほぐしてから起床すると筋肉を傷める心配がなく、自律神経もゆっくりと活動モードに切り替わるので一日の体調が安定しやすくなります。

第6章

エクササイズを行った**先輩たち**のぜんそく**体験談**

30年以上続くぜんそくがピタリと止まり、薬も不要になった

男性／38歳／イタリアンレストラン料理長

成人後に治まったぜんそくが再発した

シェフという仕事がら、私は1日の大半をレストランの厨房で過ごしています。前かがみの姿勢で調理をしていると、首や肩がこり、腰もつらくなりますが、これは職業病のようなもので、しかたがないと半ばあきらめています。

しかし、それ以上に困っていたのが、ぜんそくです。私は幼少期から30年以上もぜんそくとつきあっていますが、大人になってから発作の回数がずいぶん減り、症状も軽度になっていました。ところが、昨年からセキ込むことが多くなり、一度セキが出るとなかなか止まりません。特に、風邪がきっかけになりやすく、熱が下がってもセキだけが治まらず、1カ月以上続くこともありました。

病院を受診したところ「気管支ぜんそく」と診断され、発作が起こったときの気

管支拡張薬と、長期コントロール薬として吸入ステロイドを処方されました。子供のころからぜんそく薬が身近だった私には、薬物療法では現状よりややましになる程度ということがわかっていました。そこで、呼吸器内科への通院と並行して、インターネットで知った川井筋系帯療法治療センターにも通いはじめたのです。

4カ月後には薬の吸入が不要になった

ぜんそくが発症する原因について川井先生から説明を受けると、私にとって腑《ふ》に落ちることばかりでした。日常的に前かがみの姿勢をとっていてネコ背になっていること、これといった運動習慣がないこと、厨房で足腰を冷やしていること、睡眠時間が短いことなど、確かにぜんそくを悪化させやすい生活習慣が日常化していました。

川井筋系帯療法治療センターに通いはじめたのは、2016年の11月です。1回めの施術が終わったときに、「のどの筋肉をゆるめて深く呼吸すると、こんなにも空気の出入りが実感できるのか！」と驚いたことを覚えています。また、ネコ背を正したり、セキ込みを軽減したりするために、ぜんそく改善エクササイズのやり方について指導を受けました。エクササイズをくり返すうちに、横隔膜で呼吸をする感覚がつかめてきて、エクササイズを一通り行えるようになったのです。

その後、最初のうちは吸入ステロイドを使用していましたが、治療センターに通いながら自宅や仕事場でもエクササイズを1カ月ほど続けると、発作らしい発作は起こらず、呼吸もらくにできていたので薬を吸入しなくても過ごせました。

ただ、年末年始で忘年会や新年会が入ってくると仕事が立て込んで疲れもたまり、少し息苦しくなるときもありましたが、仕事の前に1回だけ吸入し、あとは横隔膜呼吸やエクササイズを行うことで、なんとか乗り切れたのです。

1日に1回だけの吸入で症状が抑えられたのは、間違いなく横隔膜呼吸とエクササイズのおかげです。この時期から、少しずつぜんそく体質が改善してきたことを実感できるようになりました。1月末には疲労の回復もあってさらに呼吸がらくになり、通勤中に自転車で坂道を上るとき以外は息苦しさを感じなくなったのです。

4月に入ると吸入ステロイドを使うことは全くなくなり、息苦しさもほとんどありません。以前は、吸入器を自宅に置き忘れると不安になったものですが、そのころには、ときどき吸入器を持ち忘れても慌てなくなり、いつもより意識して横隔膜呼吸を行うことで対処しました。

また、エクササイズが習慣になってからふだんの姿勢もよくなり、職業病とあきらめていた首や肩のこり、腰痛にも悩まされなくなりました。現在まで薬を使わない期間が続いているので、この状態を長く維持するためにもエクササイズを続けていきたいと思います。

エクササイズを半年続けたらぜんそくのレベルが10から5に改善

女性／45歳／電話オペレーター

腰痛や肩こり、頭痛など体調不良が押し寄せた

20代のころはトラックの運転手をしていましたが、運転中に右足のひざから足先にかけて痛みやしびれを感じていました。そして、3年前にはギックリ腰を起こし、それ以降は腰痛が慢性化していたのです。

現在は、電話のオペレーターをしている関係上、イスに座って電話対応をしながらパソコン画面を見たり、メモを取ったりと1日中うつむきながら仕事をしています。日ごろの運動不足も重なって首や肩のこりがひどく、疲れがたまると頭痛にも襲われました。

こうした首肩のこりや慢性腰痛と歩調を合わせるように悪化したのが、ぜんそくの発作です。もともと私は小児ぜんそくを患っていましたが、10～20代でいったん軽快し、30代後半になって再発しました。気温が下がりはじめる秋から冬にかけてが魔の季節で、発作が起こると一晩中セキが止まらなくなり、一睡もできないまま朝を迎えることがありました。そのうちに夏でもセキ込むようになり、病院でセキぜんそくと診断されたのです。

試してすぐに鼻とのどの通りがよくなった

もはや満身創痍《まんしんそうい》で軽いウツ症状も出はじめていたころ、ぜんそくや腰痛の治療を兼ねて川井筋系帯療法治療センターを訪れました。初めて治療センターに行った日もセキが止まらず、自分の症状を伝えようとしても会話を続けられない状態でした。

初回に体のゆがみの検査をすると、私の背骨や骨盤にねじれのあることがわかりました。体のバランスを整える施術をしてもらうと、のどの圧迫感が和らいで息がしやすくなり、肩や背中の重だるさも軽くなりました。また、体のゆがみと呼吸の習慣を改善するセルフケアとして、ぜんそく改善エクササイズのやり方について指導を受けたのです。

最初に教わったのが、横隔膜呼吸でした。慣れない呼吸法にとまどっていると、「まず息を大きく吐き出し、みぞおちのあたりから深く呼吸してみましょう」と助言され、この2点を意識しながら呼吸すると、鼻とのどの通りがよくなりました。さらに、横隔膜呼吸エクサや両腕水平エクサなど4種類の体操を教えてもらい、自宅でも毎日続けました。

エクササイズを行うと、体の深部から空気が出入りするようになり、それが自然な呼吸につながっていることを実感できます。この感覚を忘れないために、仕事中も横隔膜呼吸エクサや両腕水平エクサを行うようにしました。そして、エクササイズを続けながら治療センターに通っていると、3回めの通院時に「以前よりセキが減ったし、声もしゃがれていませんね」といわれ、着実にエクササイズの成果が現れてきました。

「ぜんそくを治す」という強いモチベーションが維持できたので、それがウツ症状の改善にもつながりました。食欲が戻り、周囲の人ともよく会話をするようになったのです。

また、私の場合は気持ちが萎縮すると発作を起こしやすい傾向がありました。例えば、会議で業務報告をするときなどは、緊張もあって発言中にセキが止まらなくなり、席を外したことも一度や二度ではありません。しかし、会議中に横隔膜呼吸を行うと気持ちがリラックスして呼吸もらくになり、セキがすぐに止まるようになったのです。エクササイズを開始してから3カ月ほどたった時期だと思います。

治療センターに通い、エクササイズを始めてから半年が過ぎました。私自身の感覚でぜんそくの発作回数や息苦しさのレベルを数値化すると、エクササイズの開始前を10とすれば、今は5くらいに改善している印象です。また、腰痛は10から2くらい、ほぼ治ったといっていい状態です。このまま続ければ、今よりもっとよくなるはず！　そんなふうに前向きに考えられるようになったことも、エクササイズの成果の一つだと思います。

息苦しさで朝方に目覚める日が減り、日中もセキ込まなくなった

男性／68歳／無職

東京に移り住んでからぜんそくが発症

2016年4月、私の実家がある熊本は、マグニチュード7・3の大地震に見舞われて実家が全壊しました。

この2年ほど前に、私は、郷里の熊本で長らく営んできた事業にひと区切りをつけて、東京に住む息子一家と同居していました。空気のいい熊本から東京にきたせいか、半年もすると、朝方に息苦しさを感じて目が覚めてしまうことがたびたびありました。起き上がってもうまく息が吸えず、ハァハァと浅く短い呼吸をくり返すばかりです。

当初は、1カ月に数回だった症状が、だんだん頻繁になり、冬になると毎日のように起こるようになりました。不安になって病院に行ったところ、ぜんそくと診断

されました。医師の説明によれば、冷気による刺激も息苦しさの原因になり、気温が下がる朝方や冬場に症状が出やすいということでした。

医師に吸入ステロイドと発作時の気管支拡張薬を処方されたのですが、子供のころから病気らしい病気をしたことがなかった私は薬が大の苦手。できるだけ早く薬を減らせるようにしたいと思いました。そこで、知人から紹介を受けた川井筋系帯療法治療センターで施術を受けるようになり、ぜんそく改善エクササイズや横隔膜呼吸のやり方を指導してもらったのです。

川井先生は、姿勢の悪さや体のゆがみがぜんそくを引き起こす土台になっていると話し、ふだんの姿勢や体のゆがみを改善すれば息苦しさも和らぐと説明してくれました。そして、体のゆがみを正す施術を受けると、胸の突っぱったような違和感が軽減し、呼吸もしやすくなっていたのです。

翌日から起床時と就寝前にエクササイズを続けたところ、息苦しさで目覚める日が少しずつ減ってきました。また、呼吸がつらくなったときは、横隔膜呼吸をくり返すと大きな発作にならないことがわかったので、それも不安を解消するのに役立ったと思います。

朝、目が覚めると、最初に寝たままの姿勢でゆっくりと横隔膜呼吸をします。それから起き上がってエクササイズを行うと心も体もスッキリし、この習慣を続けたおかげで冬が来ても前年のように発作は頻繁に起こりませんでした。

ホコリが舞う中でも薬はほとんど使わなかった

ぜんそくの症状は、エクササイズと月数回の施術で順調に改善していましたが、その矢先に起こったのが、あの熊本地震です。震源地に近かった実家の家屋は全壊し、その片づけ作業をするために熊本へ戻ることになりました。熊本では日々とても忙しく、ときどきエクササイズを休む日もあったのですが、できるだけ続けるように努めました。

余震が続く中、瓦礫《がれき》とホコリの中で片づけ作業が毎日続きます。疲労も蓄積していたので、大きな発作がいつ起こるかと心配になりましたが、予想したほど息苦しさやセキ込みもなく、東京にいるときとほとんど変化はありませんでした。一応、気管支拡張薬も用意しましたが、使ったのはわずかに数回です。それは、清掃中にマスクでホコリを防ぎきれずに吸い込んでしまったときなので、作業以外ではぜんそくが起こっていません。

地震から半年後、川井先生にこの話をしたところ、「ときにはエクササイズを休む日があってもいいし、また再開すればいいでしょう。自分のペースで続けてください」といわれました。今でも東京と熊本を往復していますが、川井先生からいわれたように、変に気負わず、らくな気持ちでエクササイズを続けていけば、このまませんそくも全快に向かうのではないかと思っています。

薬を1日4回吸入する日もあったが、今では3～4日に1回でも支障なし

男性／35歳／会社員

薬の副作用で声がかすれてきた

私は子供のころからアレルギー科に通院し、アトピー性皮膚炎とぜんそくの治療を受けていました。特に困っていたのがぜんそくで、一度、セキが出ると止まらな

くなり、うまく息が吸えなくなります。

ぜんそくの発作は深夜から明け方にかけて起こることが多く、横になって寝ていると呼吸をしにくいので、体を起こして発作が治まるのを待つしかありません。こんな日が週に何回もあるので、いつも寝不足で集中力に欠け、仕事でミスをすることがたびたびでした。職場では喫煙者が多く、室内に漂うタバコの煙でセキが出ることもよくありました。こうした職場環境のストレスもさらにぜんそくを重症化させて、ついには仕事を続けられなくなったのです。

離職後もぜんそくはいっこうに改善する気配がなく、発作を恐れて外出時にも吸入器が手放せませんでした。吸入ステロイドの使用回数は1日2回が基本ですが、発作が起これば4回に増えます。これを毎日吸入しないと不安になるのでしばらく続けていると、吸入ステロイドの副作用で声がかすれてきました。

このままでは社会生活を送れなくなってしまうと不安になった私は、薬以外の方法も試してみようと思い立ち、ぜんそく治療を行っている川井筋系帯療法治療センターに向かいました。2014年暮れのことです。

横隔膜呼吸がお守り代わりになった

私はふだんから呼吸が浅く、姿勢もよくありません。それがぜんそくを悪化させている原因であることを具体的に説明され、週１回通院して施術を受けるようになりました。また、呼吸と姿勢を正す自宅用のセルフケアとしてぜんそく改善エクササイズの指導を受けました。

初めてぜんそく改善エクササイズの中の両腕水平エクササを行ったときは、体が硬くてうまくできませんでした。川井先生から「この動きを左右対称にできるようになったころには、体のゆがみが正されているので、ぜんそくも改善するはずですよ」といわれ、エクササイズをスムーズにできるようにすることが大きな目標になったのです。

「まずは息をしっかりと吐くことが大切。十分に息を吐けば深く長く息を吸えるようになります」というアドバイスもふだんの呼吸を見直すきっかけになりました。

ぜんそく改善エクササイズのＤＶＤも手に入れて自宅でエクササイズを続けたところ、１カ月後には吸入を１日１回にしても息苦しさを感じなくなりました。半年が経過したころには3～4日に1回の吸入でも不安がなくなり、半月近くぜんそくの症状が全く出なかった期間もあります。

もちろん、体調のいいときもあれば、気温や天気などの影響で発作が立て続けに起こることもあります。しかし、現在では一年じゅう薬を手放せないという状態ではありません。少しでも息苦しさを感じたときは、長めに横隔膜呼吸をする習慣があるからです。これでほとんどの症状が抑えられるので薬に依存しなくてもすみ、かすれた声ももとに戻りました。

今でも、いざというときのために気管支拡張薬を持ち歩いていますが、本当のお守り代わりになっているのは横隔膜呼吸です。それとエクササイズを毎日続けていることで気持ちが安定し、新しい職場に移って1年がたった現在でも仕事に差し障りなく、順調に社会生活を送れています。

蓄膿症と併発したぜんそくが和らぎ、梅雨でもセキで悩まなくなった

女性／44歳／主婦

首や肩のこり、偏頭痛にも悩まされた

私は、蓄膿症（副鼻腔炎《ふくびくうえん》）とほぼ同じ時期にぜんそくを発病しました。ちょうど娘が生まれた直後だったので、18年前です。蓄膿症は耳鼻科で治療を受けると半月ほどで治りましたが、セキだけは止まりませんでした。次に病院の内科を受診すると、セキの原因は気管支ぜんそくだとわかったのです。

鼻は気管とつながっているので、炎症が末端の気管支まで広がり、結果的にぜんそくになる人が多いようです。また、鼻がつまって口で呼吸をしていると、のどが乾燥してセキも出やすくなるということでした。病院では吸入ステロイドを処方され、日に2回吸引するようになりました。

私は、天気が悪いと特に症状が悪化し、昼夜を問わずにセキが出ます。そんな日

は吸入ステロイドを朝・昼・夕・夜で計4回使っていました。しかし、同じ時期から偏頭痛がするようになり、ひどいときは食事を作ることも食べることもできませんでした。

セキが続くだけでなく、首や肩もこって全身だるかったので、これは病院の薬だけで治るものではないと思い、3年前から川井筋系帯療法治療センターで施術を受けることにしたのです。そして週に数回、施術を受けていると、首や肩のこりが取れて偏頭痛も和らいできました。体がリラックスすると呼吸をしやすくなり、セキもあまり出ません。

川井先生の話では、私のぜんそくや偏頭痛は姿勢の悪さが原因の一つになっているようです。そこで、正しい姿勢と自然な呼吸法を身につけるため、自宅でも行えるぜんそく改善エクササイズを教えてもらいました。

1日1回の薬でセキを抑えられるようになった

せっかく施術を受けても、ふだんの生活に戻るといつのまにか姿勢がくずれて呼吸も浅くなりがちです。しかし、自宅でエクササイズを行っていると体が軽くなり、背中も伸びてネコ背が防げます。首や肩のこりは以前ほどひどくならず、息もしやすくなったように感じました。

時間があれば、4種類あるエクササイズのうち、どれかをこまめに行っていたので、2カ月ほどすると、ぜんそくの改善効果がはっきりと現れてきました。それまで吸入ステロイドを1日2～4回吸入していたのが、1回に減らしてもぜんそくの発作が起こらなくなったのです。また、天気がくずれた日でも吸入ステロイドを2回使えば、ぜんそくが抑えられるようになりました。それを川井先生に報告すると、「筋肉がほぐれて骨格のゆがみもなくなってきたので、そろそろぜんそくも改善に向かうころではないかと思っていましたよ」と話していました。

例年、梅雨や季節の変わり目には決まって体調が悪化していたものですが、エクササイズを始めてから梅雨でもセキや息苦しさに悩まされなくなったので、ぜんそくが改善していることが実感できます。

現在でも1日に1回は吸入ステロイドを使っていますが、使用回数を減らせたのは私にとって大きな進歩です。首や肩のこり、偏頭痛などが減ったのもエクササイズの効果なのは間違いないので、引き続きエクササイズを習慣にして、ぜんそく予防や体調管理に役立てたいと思っています。

COPDのひどいセキと息苦しさが改善し ゼーゼーという喘鳴も止まった

男性／70歳／無職

風邪が治ったあともセキと息苦しさが続いた

昨年の冬に風邪を引いてからセキがいつまでも続き、ふだんから息苦しさを感じるようになりました。平熱に戻って鼻水が止まっても、タンのからむようなセキが何週間も止まりませんでした。そのうえ、階段を上ったり足早に歩いたりすると、のどの奥からゼーゼーと喘鳴《ぜんめい》がするようになったのです。

私のようすを見た家族が、ぜんそくに違いないというので近所の内科を受診すると、ＣＯＰＤ（慢性閉塞性肺疾患）と診断されました。ＣＯＰＤは長年の喫煙によって気管支の肺胞が壊れてしまう病気で、喫煙歴が長いほど発病しやすいとのことでした。症状もぜんそくに似ているらしく、ぜんそくとCOPDを併発する人は珍しくないそうです。最近は本数を減らしていましたが、若いころには1日2箱のタバコを吸うほどのヘビースモーカーだったのが災いしたのかもしれません。

医師から禁煙をいいわたされ、セキがひどくなったときのために気管支拡張薬も処方されました。ぜんそくを併発しているとCOPDが重症化しやすいので、薬でセキを止める必要があるからです。また、水泳などの運動をすすめられたのですが、少し動いただけでも息苦しくなるので禁煙以外には何もせず、セキ込んだときに薬を使っていました。

私のことを心配した娘がインターネットで調べて、川井筋系帯療法治療センターでぜんそくの施術を行っていると教えてくれたのです。今より少しでも呼吸がらくになればいいと思い、娘のアドバイスにしたがって通ってみることにしました。

呼吸を整えるとセキが止まるようになった

治療センターでは、週1回の施術のほか、ぜんそく改善エクササイズの指導も受けました。その中には、クロールや背泳ぎの動きをするスイミングエクササという体操も含まれていたので、病院で水泳をすすめられていた私には好都合でした。教えてもらったとおりに腕を回しながら深くゆっくり呼吸すると、肺に空気がスーッと入ってくる感触があり、息苦しさも薄らぎました。

そのほかにも横隔膜呼吸エクササや両腕水平エクササなどを一通り行うと、自分に合っている体操だと感じられたので、ぜんそく改善エクササイズのDVDも購入し、それを見ながら自宅で行ったのです。

治療センターに通いながら自宅ではぜんそく改善エクササイズを続けていると、呼吸がかなりらくになったので、以前よりも気らくに生活できるようになりました。今さらCOPDが発症したことを後悔してもしかたがないので、現時点で行える最善の方法は禁煙とエクササイズしかないと自分にいい聞かせて、ほぼ毎日エクササイズに取り組んでいました。

そのように開き直ってエクササイズを続けたのがよかったのか、治療センターに通って1年近くがたった現在では、のどの奥からゼーゼーという音が出なくなり、セキも以前ほどひどくありません。

昨年は気管支拡張薬を使わないと、セキがいつまでも続いていたものですが、現在は横隔膜呼吸エクサなどを行って呼吸を整えると、薬に頼らなくてもセキが止まることさえあります。病院でも肺や気管支の機能は一定のレベルで安定しているといわれたので、とりあえず今のところは一安心です。

川井筋系帯療法式の
ぜんそく治療を受けられる施設

川井筋系帯療法（本部） 東京治療センター

〒150-0002
東京都渋谷区渋谷 3 − 17 − 4 山口ビル 5F
TEL 03-3406-3791

川井筋系帯療法 横浜治療センター

〒221-0835
神奈川県横浜市神奈川区鶴屋町 3 − 28 − 7 栄広第 5 ビル 6F
TEL 045-324-1160

川井筋系帯療法式・船橋センター （Rasisa therapy）

〒273-0021
千葉県船橋市海神 1 − 31 − 31 ジュネス海神103
TEL 047-495-3960

川井筋系帯療法式・名古屋センター（ふくやす整体院）

〒450-0002
愛知県名古屋市中村区名駅 4 − 24 − 12 グローバビル 5F
TEL 052-586-6761

川井筋系帯療法式・ヤマヤセラピー 札幌治療センター

〒060-0809
北海道札幌市北区北 9 条西 3 − 1 − 1 パワービル札幌駅前 4F
TEL 011-707-9700

＊ぜんそく改善エクササイズのDVDやセミナーについては、
公式ホームページ（http://kawaikinkeitai.co.jp/）をご覧ください。

おわりに

私は「体のゆがみの専門家」である整体師という仕事をしています。これまでにさまざまな症状に悩む老若男女に接してきて、あらゆる身体のしくみを学ばせていただきました。

この本で取り上げてきたぜんそくと人類の付き合いは非常に古く、およそ2700年前にはぜんそくに関する記述が残され、その400年後には医学の父・ヒポクラテスがぜんそくという病の特徴を記しています。しかしながら、高度に発展した現代医学においても、ぜんそくの根本的な治療法は確立しておらず、薬で症状を緩和するという対処療法にとどまっています。

そうした中、本著で紹介しているぜんそく改善エクササイズを中心としたセルフケアは、私どもが約40年の臨床経験から導き出したぜんそく体質の改善法です。たしかに、医学的に論拠の不十分な点があるかもしれませんが、多くの人たちからぜんそくが改善したことを感謝されていることは事実です。そして、薬物療法以外に取りうる手段として、最も安全で効果的な代替補完療法であると考えています。

手間や費用はかからず、もちろん副作用もなく、多くの人にぜんそくの改善が期待できるのであれば、今みなさんが行っている治療にぜんそく改善エクササイズをプラスしてみない手はありません。

また、柔軟な思考のもと、医療機関や健康関連施設などでもこのエクササイズを広く活用してもらえれば、より多くの人々がぜんそくの悩みから解放されることでしょう。

現在、ぜんそく改善エクササイズについては、当治療センターの患者さんへの個別指導と遠方の人のためにＤＶＤで紹介しているのみですが、今後は薬に頼らないぜんそく改善法として講習会を開き、インストラクターも養成していく予定です。

ぜんそく改善エクササイズを実践した人たちから「呼吸がらくになった！」「薬が減らせた！」「ぜんそくが治った！」といってもらい、その後も元気で明るい人生を歩んでもらえるなら、治療家としてこれほどうれしいことはありません。今後は、医師をはじめ医療関係者、大学、健康関連企業などとも協力しながら、患者さんにとってよりよいぜんそくの改善法を提供していきたいと考えています。

最後に、出版にあたってご協力いただいた皆様に心より感謝申し上げます。

そして、私とともに日々患者さんのために額に汗してがんばっている川井筋系帯療法治療センター全スタッフとその家族に、支えてくれてありがとう。

２０１７年12月吉日

川井筋系帯療法治療センター

院長　川井 太郎

川井　太郎（かわい　たろう）
川井筋系帯療法治療センター院長。独自の手技療法「川井筋系帯療法」を確立し、身体不調の原因である体のゆがみを改善することでさまざまな症状の改善に成果をあげている。国際医療福祉大学大学院保健医療学修士、あん摩マッサージ指圧師、米国アンチエイジング医学会認定ヘルスケアプラクティショナー、日本抗加齢医学会認定指導士。著書に『腰痛が治るのはどっち？』『腰痛・股関節痛・足のしびれが消える「骨盤ゆらし」』『スマホうつ』がある。雑誌やＴＶなどマスメディアでの紹介多数ほか、健康関連の商品監修、セミナー講演も行っている。

編集協力　松井和恵
表紙デザイン　株式会社ユニルデザインワークス
本文デザイン　株式会社アリエッタ
イラスト　くまだ まり

薬に頼らず
ぜんそく・セキが止まるすごい方法

2018年2月1日　初版発行
2024年2月29日　第6刷発行

著　者　川井太郎
発行人　石井弘行
発行所　株式会社わかさ出版
〒105-0001 東京都港区虎ノ門2-2-5　共同通信会館9階
https://www.wks.jp

印刷・製本　中央精版印刷株式会社

ISBN978-4-907400-98-9